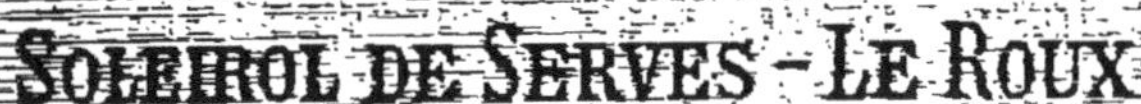

SOLEIROL DE SERVES - LE ROUX

MANUEL
DE
GYMNASTIQUE RATIONNELLE
ET PRATIQUE

(Méthode Suédoise)

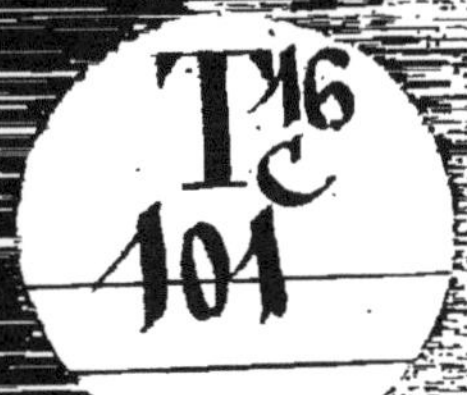

PARIS
MASSON & Cie EDITEURS

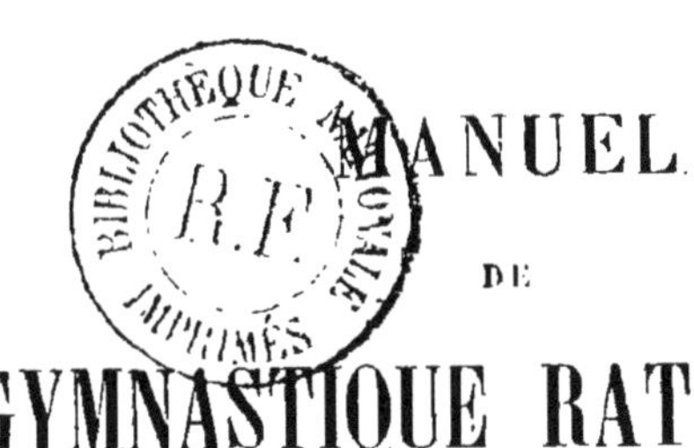

MANUEL

DE

GYMNASTIQUE RATIONNELLE

ET PRATIQUE

(MÉTHODE SUÉDOISE)

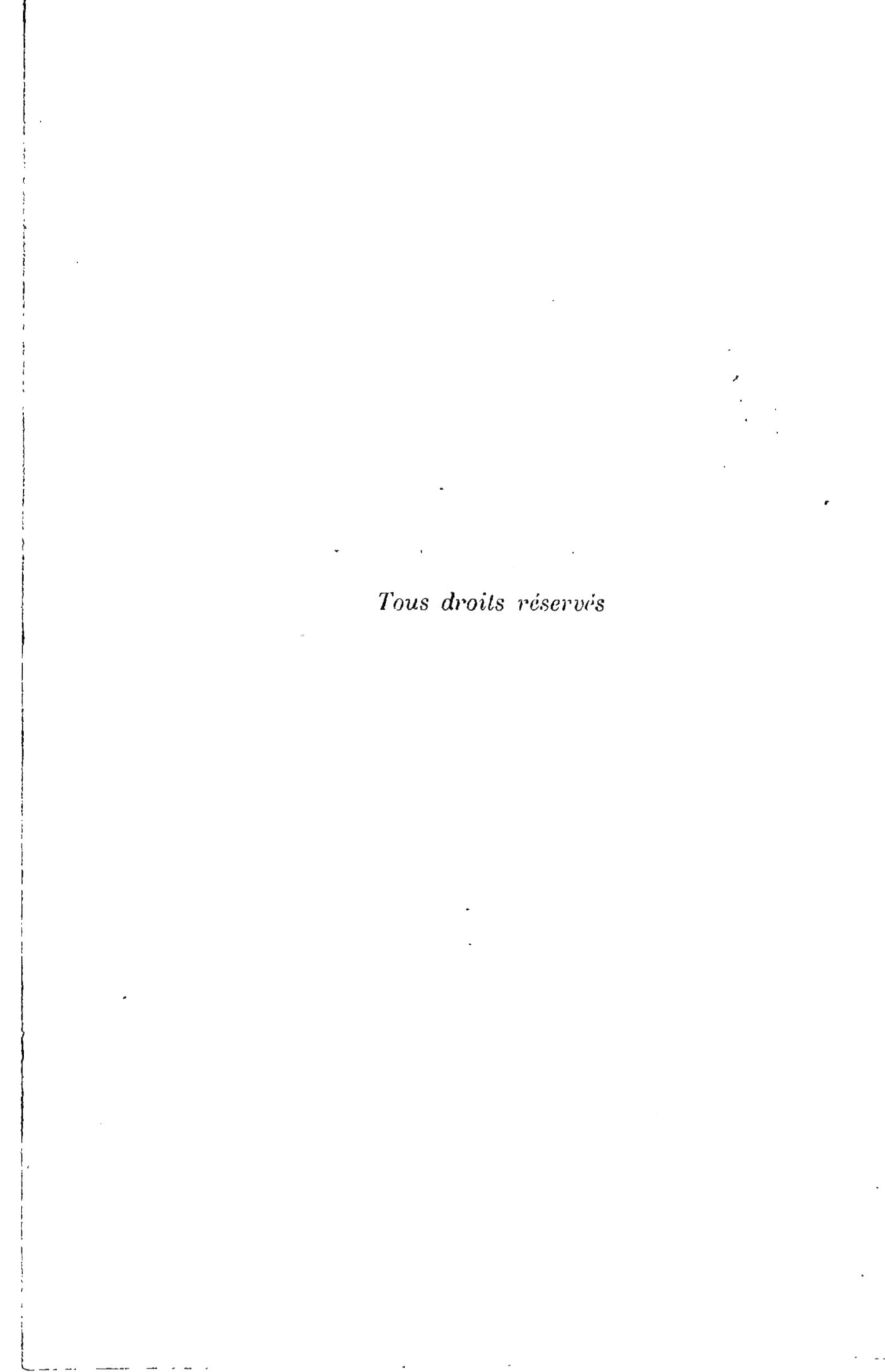

MANUEL

DE

GYMNASTIQUE RATIONNELLE

ET PRATIQUE

(MÉTHODE SUÉDOISE)

PAR

M. SOLEIROL DE SERVES

Médecin-Gymnaste

Professeur de gymnastique suédoise au lycée de jeunes filles de Versailles

ET

Mme LE ROUX

Professeur de gymnastique au lycée de Versailles

AVEC FIGURES DANS LE TEXTE

PARIS

MASSON ET Cie, ÉDITEURS

120, BOULEVARD SAINT-GERMAIN

1905

MANUEL

DE

GYMNASTIQUE RATIONNELLE

ET PRATIQUE

MÉTHODE SUÉDOISE

PRÉFACE

Depuis quelques années on cherche à donner aux jeunes générations une culture plus rationnelle. On ne veut plus développer seulement les qualités de l'intelligence, on comprend la nécessité de cultiver les qualités physiques, tout aussi nécessaires à la perfection de l'individu et à la vitalité de l'espèce.

Les résultats obtenus répondent-ils aux efforts et aux vœux de ceux qui ont à cœur notre relèvement physique? Les exercices corporels occupent-ils dans le plan de l'éducation des jeunes gens et des jeunes filles la large place qu'ils doivent tenir? Non, à part des exceptions qu'on pourrait presque qualifier d'individuelles, ni les éducateurs, ni les élèves n'attachent assez d'importance aux exercices physiques.

Restes d'antiques préjugés, paresse naturelle des enfants, manque d'entraînement, défaut de variété dans l'enseignement, manque de temps suffisant pour donner cette variété, tout contribue à reléguer la gymnastique parmi les accessoires de l'éducation ou les arts d'agrément.

Si la gymnastique est traitée avec ce sans-gêne dans l'éducation des garçons, elle est encore plus oubliée dans l'éducation des jeunes filles. Comment remédier à ce fâcheux état de choses? Le plus important serait de persuader les familles de la nécessité d'une éducation physique sérieuse. C'est donc surtout aux pères et aux mères de famille que s'adressent ces quelques réflexions; elles nous sont suggérées par l'état presque maladif des enfants, surmenés intellectuellement et manquant des moyens de développement physique au moment où les organes les réclament le plus impérieusement.

Puissent ces pages être lues par des mères qui comprendront que le salut de leurs fillettes frêles et déjà trop nerveuses est dans une sage hygiène, dans un développement raisonné de l'appareil musculaire, et dans l'exercice progressif des organes de la respiration et de la circulation.

Avant d'exposer les avantages de la gymnastique, il est bon de définir ce que nous entendons par gymnastique applicable à l'éducation des jeunes filles et des jeunes gens.

Tout d'abord il est bien entendu que les exercices devront être variés suivant l'âge des enfants.

Jusqu'à dix ans, on se contentera de présenter les exercices sous forme de mouvements et de les combiner de façon à développer, non seulement le goût de l'exercice, mais encore de faire comprendre l'intelligence des mouvements: il faut que l'enfant sache mécaniquement, lorsqu'il a à exécuter un mouvement, quels sont les muscles auxquels il doit faire appel, la position que doit prendre le corps, quel est le bras ou la jambe dont il doit se servir.

Il y a une manière spéciale de faire chaque exercice, et il n'est pas possible de s'en écarter, ou alors on n'apprend rien, et il arrive des accidents, accidents toujours causés par la maladresse. Il ne faut pas perdre de vue que ces exercices doivent être dirigés de façon à ne pas faire fonctionner les poumons d'une façon exagérée, et pourtant il faut que l'enfant respire lentement et profondément pour développer l'amplitude de la poitrine. Les exercices d'attitude, souvent répétés, donnent ce résultat, ainsi que tous les mouvements qui ont pour but l'extension thoracique. Il ne faut pas perdre de vue qu'en modifiant les mouvements primitifs, on développe chez lui l'agilité et la grâce, car à tout mouvement, à tout exercice bien fait, les trois termes ci-dessus peuvent être appliqués.

A partir de l'âge de dix ans, on ajoutera aux exercices précédents toute la série progressive des exercices qui ont pour but de développer l'appareil locomoteur, mais sans demander à l'enfant des efforts qu'il lui est impossible de fournir. Les mouvements d'ensemble devront être plus réguliers, la discipline plus sévère.

Vers seize ans, on pourra demander au jeune homme une somme de travail plus considérable : c'est à ce moment que le système musculaire se développe, et l'on pourra presque pronostiquer ce qu'il sera physiquement à l'âge d'homme. Alors il aura un thorax qui, par son diamètre, donnera à chacun des organes qu'il contient la place suffisante à son développement normal et à son fonctionnement régulier; il aura acquis ainsi la force et la santé.

Voilà, en quelques mots, à quoi doit se borner la pratique de la gymnastique chez les jeunes filles et les jeunes garçons de constitution normale. Le programme que nous venons de tracer doit par sa simplicité convaincre de son utilité un certain nombre de parents et faire tomber leurs préjugés contre la gymnastique.

Pas d'accidents à craindre en bannissant tous les exercices dangereux et violents; pas de trapèze, pas de voltige, plus rien de la gymnastique que l'on peut appeler acrobatique.

Il est certain que ces exercices que nous présentons offrent plus de sécurité que les jeux peu surveillés des enfants, et que la course désordonnée à laquelle ils se livrent sans aucune surveillance.

On a accusé la gymnastique de déterminer chez les jeunes filles des déplacements, des chutes d'organes, qui en font pour la vie de véritables infirmes. Nous ne contestons pas que le cas ait pu se produire pendant les exercices très violents de la gymnastique acrobatique; les muscles dépassent alors, à un certain moment, les limites de la pression que peut supporter la paroi inférieure de l'abdomen, et causent ainsi un déplacement de l'organe de la gestation.

De même on peut craindre que les émotions et les fatigues excessives que donnent les exercices dangereux n'agissent très défavorablement sur les jeunes filles, au moment de leur développement.

Ces objections n'ont plus leur raison d'être avec la gymnastique rationnelle. Nous modérons nos exercices et nous les transformons en mouvements réglés et tellement méthodiques, qu'ils ne doivent plus produire qu'un essoufflement modéré. Les attitudes, les mouvements d'ensemble, les exercices respiratoires, ne peuvent éveiller aucune crainte. Enfin, rien n'empêche de diminuer ou même de supprimer ces exercices à certaines époques.

Reste une grosse objection que nous appellerons esthétique :

Les exercices du corps donneraient de fortes attaches, feraient grossir les mains et les pieds démesurément.

Il est certain que si les familles veulent des jeunes filles pâles, frêles et à poitrine peu développée, assemblage de nerfs sans muscles, la gymnastique ne remplira pas leur but.

Mais nous soutiendrons qu'une bonne santé est non seulement compatible avec une belle esthétique, mais que l'une ne va guère sans l'autre. La gymnastique avec la force donnera des attaches plus fines, une poitrine mieux développée, une taille plus droite, des formes plus pleines et plus fermes.

Pour mieux faire comprendre ce qui précède, nous donnerons quelques explications sur le mode d'action de la gymnastique sur nos tissus et nos organes.

Nous avons déjà insisté sur l'amplitude plus grande qu'elle donne à la respiration.

La quantité d'air qui pénètre à chaque inspiration dans nos poumons, plus que doublée, impose la nécessité d'un déplacement plus considérable du diaphragme et des côtes : la poitrine se bombe et s'élève, forme qui est évidemment plus esthétique que l'aplatissement qu'on observe chez les jeunes filles qui ne se sont jamais exercées physiquement.

D'autre part, pendant que le muscle augmente de

diamètre par l'exercice, le tendon reste sensiblement le même. Il faut donc en conclure que la gymnastique ne développe pas les attaches : bien mieux, elle les affine.

Mais si le muscle se développe et si la graisse diminue, les jeunes filles craindront de voir la forme ronde et gracieuse de leurs bras remplacée par des saillies musculaires plus accentuées. Nous répondrons que l'entraînement est poussé peu souvent assez loin pour amener une disparition aussi complète de la graisse. Chez les jeunes filles, deux ou trois mois de la vie ordinaire auront bien vite rendu aux formes la plénitude de la plastique de la Vénus de Milo. Nous citons à dessein cette statue pour rappeler combien les Grecs comprenaient mieux que nous la femme amplement et sainement développée. Ils sont restés nos maîtres en sculpture et en gymnastique.

Nous ne croyons pas qu'on puisse faire à la gymnastique telle que nous la comprenons, d'autres objections. Il nous reste à exposer ses avantages.

Nous allons prendre successivement les divers organes et montrer comment la gymnastique agit sur eux.

L'appareil pulmonaire est généralement celui dont la modification est la plus grande.

L'un des premiers exercices que nous enseignons aux enfants est la respiration profonde et lente. L'inspiration doit se faire par le nez, parce que l'air traverse un conduit anfractueux, humide et de température élevée ; les fosses nasales se chargent d'une humidité nécessaire, tandis que la température de l'air tend à s'équilibrer avec celle des bronches où il va pénétrer. Cette seule habitude de respirer par le nez préserve de nombreuses affections des bronches et du poumon : les poussières atmosphériques sont en grande partie arrêtées dans les fosses nasales, et ne vont point irriter le tissu pulmonaire.

La respiration étant plus profonde, on n'a pas besoin de faire des mouvements respiratoires aussi fréquents, l'accélération qui constitue l'essoufflement ne se produit pas.

Toutes les personnes, et elles sont nombreuses, qui sont affectées par l'essoufflement au moindre effort comprendront l'importance du mode d'inspiration que nous préconisons.

Qui n'a vu des enfants revenir après une course d'une ou deux minutes, essoufflés ne parvenant pas, malgré leurs efforts, à reprendre leur respiration ; congestionnés et éprouvant des palpitations douloureuses? Eh bien, revoyez ces enfants après six mois de notre entraînement respiratoire et gymnastique, vous les trouverez en état de parcourir un et deux kilomètres en courant; leur respiration sera à peine accélérée : elle sera seulement plus profonde; leur visage ne sera pas congestionné; leur cœur battra vite, il est vrai, mais les palpitations ne seront pas douloureuses.

Le résultat est acquis, persistant ; la circonférence thoracique a bien augmenté de deux et même de quatre centimètres, et l'hématose est bien plus complète.

Nous obtenons donc finalement un appareil pulmonaire bien disposé pour résister aux maladies et alimenter largement le corps de l'oxygène nécessaire à la vie. Ces avantages sont encore plus saillants quand on examine les enfants chez qui une malheureuse hérédité a déposé les germes de la tuberculose.

L'effet des exercices physiques sur la circulation

est encore considérable. La richesse du sang augmente à proportion de la respiration. En outre, l'exercice musculaire fait affluer le sang à la peau et produit ainsi l'augmentation de température du corps et le réchauffement général ; de plus, il provoque la sécrétion de la sueur avec la sortie de tous ses poisons, et le détachement de l'épiderme et de toutes ses écailles. Il équivaut à un bain de vapeur sans en avoir les dangers.

Enfin la gymnastique donne des résultats merveilleux au point de vue des tempéraments et des nerfs, surtout chez la femme.

Les exercices donnent aux organes musculaires un surcroît de puissance et d'activité en même temps qu'ils diminuent l'action démesurée des forces sensitives.

En résumé, l'éducation physique est constituée par la gymnastique, dont l'enseignement se compose d'une série de leçons en rapport avec l'âge et le sexe.

Conformément aux lois de la nature et aux moyens de mouvements systématiquement ordonnés, elle se propose :

1° De ramener à son harmonie naturelle un organe affaibli et souffrant d'une maladie (c'est ce que nous appellerons traitement curatif ou gymnastique médicale) ;

2° De développer chez l'homme sain la force et la santé. (Nous appellerons celui-ci traitement prophylactique ou gymnastique hygiénique.)

C'est de cette dernière que nous allons nous occuper dans ce Manuel[1].

1. Ce livre sera utile à tous, filles ou garçons ; à défaut de salle de gymnastique, un vaste hangar, une salle bien aérée et un simple matériel scolaire suffiront pour mettre en pratique notre méthode.

CHAPITRE I

La gymnastique comprend :

A. *Des mouvements sans aucun appareil.* ***Mouvements libres.***

B. *Des mouvements avec engins fixes.* ***Mouvements liés.***

A. CLASSEMENT DES ÉLÈVES

Le professeur peut faire ranger les élèves de trois manières différentes que nous nommerons :

1° Ordre fermé,
2° Ordre ouvert,
3° Ordre couvert.

Au commandement de *rassemblement*, les élèves se placent par rang de taille, de droite à gauche, et prennent la position suivante dite *réglementaire* : le corps et la tête droits, les bras tombant naturellement, les talons réunis et sur la même ligne, la pointe des pieds ouverte, les jarrets tendus.

1° *Ordre fermé.* — Mains sur hanches, une-deux !

A ce commandement les élèves mettent les mains

sur les hanches en laissant entre eux un léger intervalle.

2° *Ordre ouvert.* — Les élèves s'étant numérotés de droite à gauche, le professeur commande :

Ordre ouvert, une-deux !

A fait un demi-pas en avant et B un demi-pas en arrière, tous deux partant du pied gauche (il est bien entendu qu'on désigne par A, de la droite à la gauche, tous les élèves qui occupent dans la ligne les places d'un numéro impair, et par B ceux qui occupent les places d'un numéro pair).

Pour passer de l'ordre ouvert à l'ordre fermé, le professeur commande :

Ordre fermé, une-deux !

L'A fait un demi-pas en arrière et le B un demi-pas en avant en partant du pied gauche.

3° *Ordre couvert.* — Dans l'ordre couvert, les élèves sont placés par rangs les uns derrière les autres. Pour passer de l'ordre fermé à l'ordre couvert, le professeur commande :

Ordre couvert, une-deux !

A fait un petit pas en avant et un peu à gauche; dans le même temps, B fait un petit pas en arrière et un peu à droite partant du pied droit, en sorte que B se trouve placé droit derrière A.

Pour passer de l'ordre ouvert à l'ordre couvert, le professeur commande :

Ordre couvert, une-deux !

A fait un demi-pas à gauche partant du pied gauche et B un demi-pas à droite partant du pied droit. Pour substituer à l'ordre couvert l'un des deux autres, le professeur commande :

Ordre couvert ou *Ordre fermé.*

Dans le premier cas, A fait un demi-pas à droite partant du pied droit, et B un demi-pas à gauche partant du pied gauche.

Dans le second cas, A fait un petit pas en arrière et un peu à droite partant du pied droit et B un petit pas en avant et un peu à gauche partant du pied gauche.

COMMANDEMENTS

Lorsque les élèves seront bien exercés aux mouvements, le professeur se contentera d'indiquer les différentes positions, sans les expliquer.

Ex. : *Mains aux épaules*, une-deux!

Extension verticale et latérale des bras.

Commencez!

A ce commandement, chaque élève se met à exécuter le mouvement avec exactitude et souplesse, pendant que le professeur compte à haute voix.

Pour reprendre la position réglementaire, le professeur commande :

Fixe, une-deux!

Après chaque série de mouvements, le maître commande :

Repos.

Sur quoi chacun prend la position de repos qui lui convient. Au commandement : *en position*, chacun reprend la position réglementaire.

Remarque : Lorsque le professeur se trouve en présence d'un nombre considérable d'élèves et qu'il ne dispose pas d'une salle de gymnastique assez grande pour permettre ces différents ordres, il place les élèves par files de 5 lui faisant face, et rangées à une distance de quatre pas les unes des autres. Mais dans ce cas il ne peut employer que l'ordre ouvert.

CHAPITRE II

Positions fondamentales

Le professeur doit premièrement enseigner aux élèves les différentes positions des mains, des bras et des pieds en leur faisant observer qu'ils doivent toujours, dans les mouvements libres, avoir les mains ouvertes, doigts réunis.

1. *Position réglementaire.*

Comme il a été expliqué précédemment.

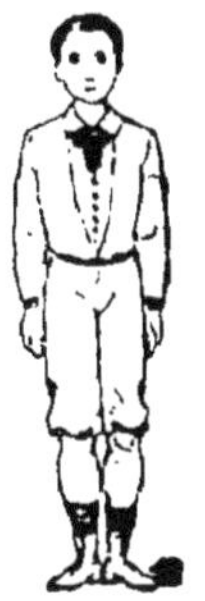

Fig. 1.

2. *Mains sur hanches.*

A ce commandement, les élèves mettent les mains sur les hanches de la manière suivante : le pouce en arrière, les quatre doigts réunis en avant, les coudes un peu en arrière.

Remarque : Bien veiller à ce que les élèves ne mettent pas les coudes en avant.

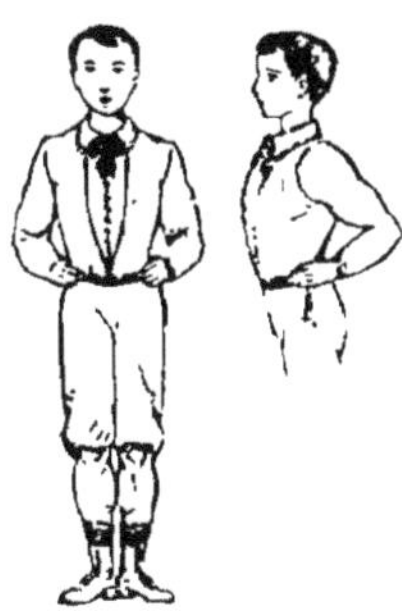

Fig. 2.

3. *Mains sur nuque.*

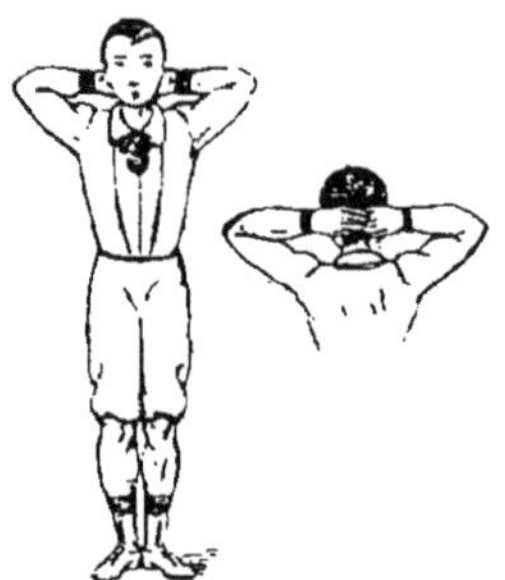

Fig. 3.

Porter les mains sur la nuque, les doigts reposant les uns sur les autres. Avoir soin que les coudes soient bien portés en arrière, la tête droite.

4. *Mains aux épaules.*

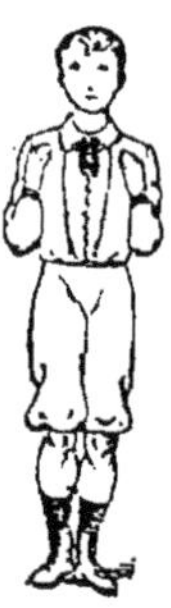

Fig. 4.

Dans cette position, les élèves doivent rapprocher les coudes autant que possible du corps, et porter les doigts vers les épaules.

5. *Mains au thorax.*

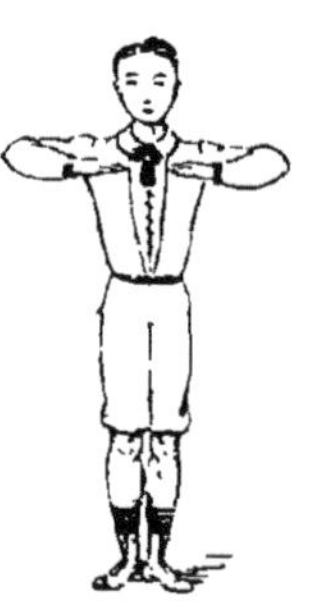

Fig. 5.

Porter les avant-bras devant la poitrine, les coudes à hauteur des épaules et un peu en arrière, la paume des mains tournée vers la terre.

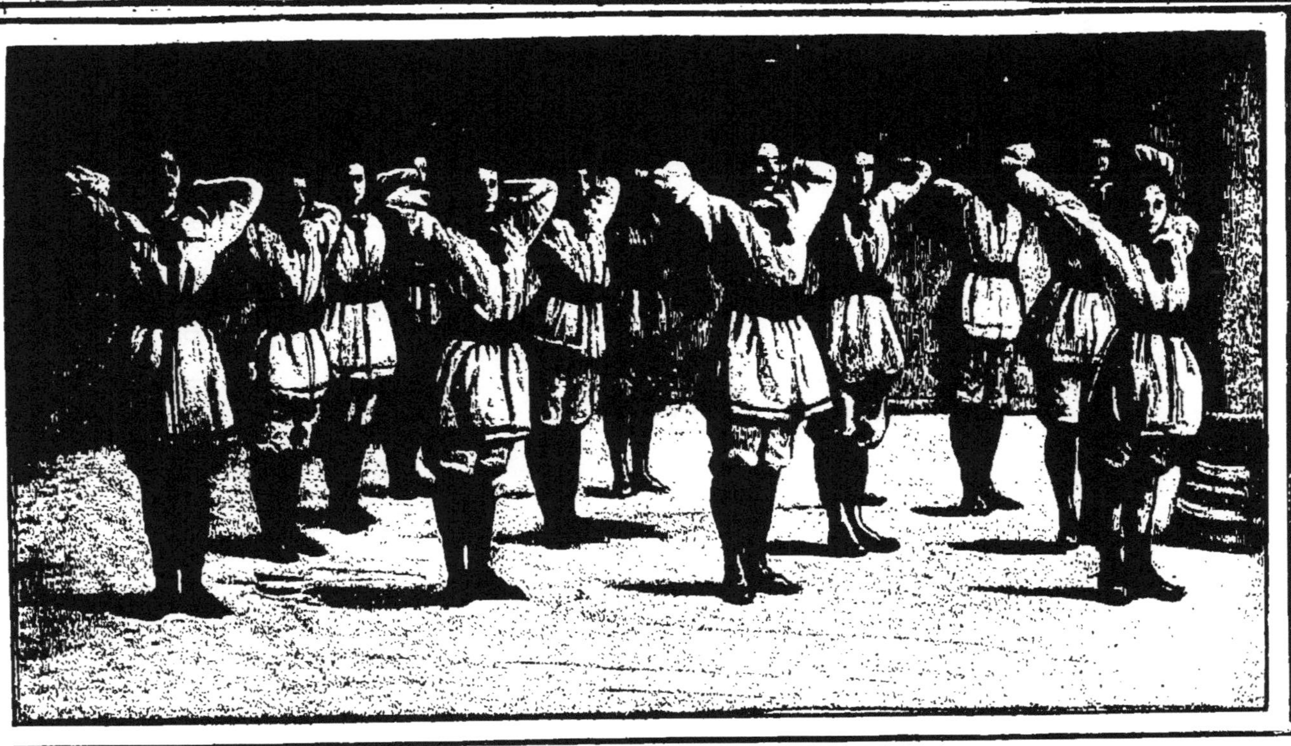

Vue prise dans un lycée de l'Académie de Paris.

6. *Pieds fermés.*

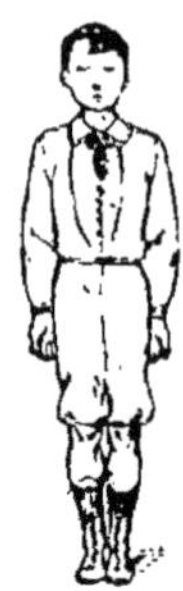

Talons réunis et sur la même ligne, la pointe des pieds rapprochée.

Fig. 6.

7. *Pieds ouverts.*

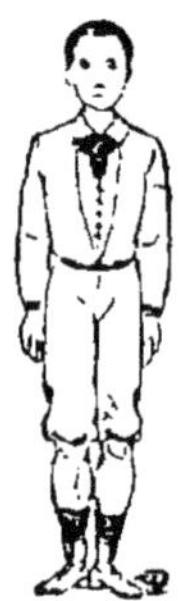

Talons réunis et sur la même ligne, la pointe des pieds ouverte.

Fig. 7.

8. *Pieds ouverts, un pas en avant.*

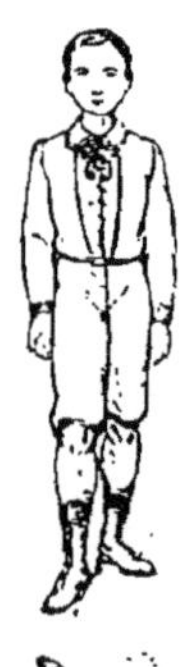

Soit à droite, soit à gauche (pas de marche).

Fig. 8.

9. *Pieds fermés, un pas en avant.*

Faire un pas en avant soit du pied droit, soit du pied gauche, avec la ligne droite comme point de départ.

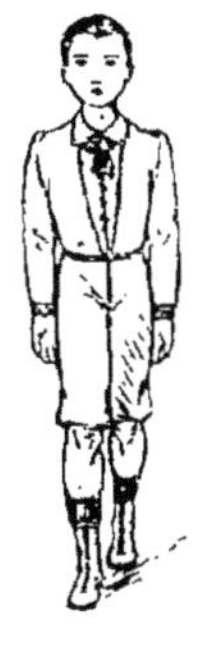

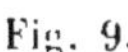

Fig. 9.

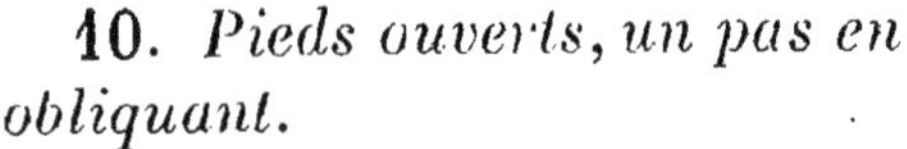

10. *Pieds ouverts, un pas en obliquant.*

Soit à droite, soit à gauche. Porter le pied en obliquant du côté indiqué, en évitant de plier le genou.

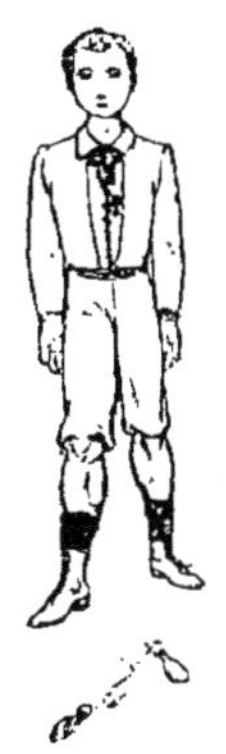

Fig. 10.

10 *bis*. Faire exécuter aux élèves des élévations sur la pointe des pieds dans ces différentes positions.

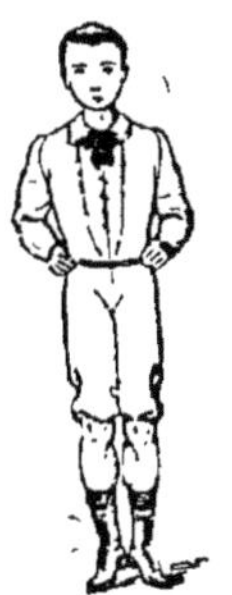

Fig. 10 *bis*.

11. *Pieds écartés.*

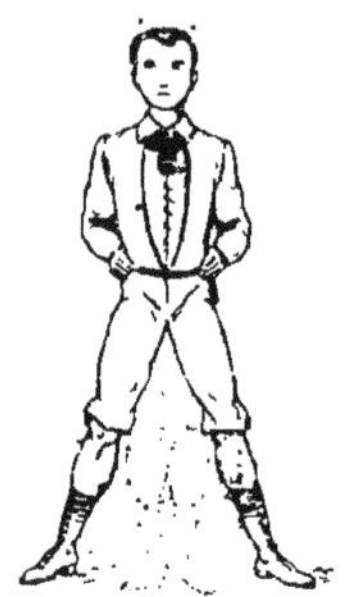
Fig. 11.

Porter le pied gauche à gauche, et le pied droit à droite, les talons demeurant sur une même ligne droite. Éviter de faire un écart trop prononcé.

REMARQUE : Le professeur peut commander pieds écartés d'un seul côté soit par le pied droit, soit par le pied gauche.

12. *Pieds ouverts. Mains sur hanches.* **Flexion des genoux** en 3 temps.

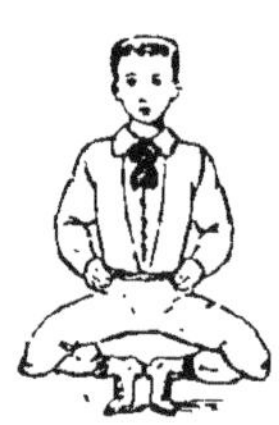
Fig. 12.

1er TEMPS : S'élever sur la pointe des pieds.

2e TEMPS : Fléchir les genoux en ayant soin de bien s'asseoir sur les talons, le haut du corps restant bien droit.

3e TEMPS : Se relever dans la première position.

13. *Pieds écartés.* **Demi-flexion des jambes** en 3 temps.

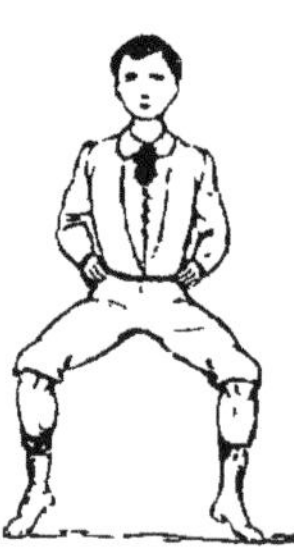
Fig. 13

1er TEMPS : S'élever sur la pointe des pieds.

2e TEMPS : Faire une légère flexion des genoux.

3e TEMPS : Revenir à la première position.

14. *A genoux.* **Position écartée.**

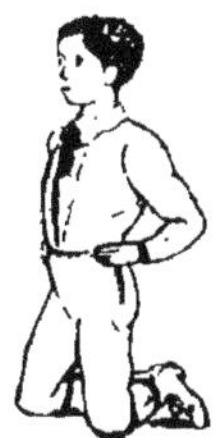

Fig. 14.

Poser les genoux écartés à terre, les pieds reposant sur les orteils.

CHAPITRE III

Mouvements des bras

Ces mouvements exercent le groupe des muscles de l'épaule : deltoïde, muscles de l'omoplate et grands pectoraux.

1. *Mains aux épaules.* ***Extension des bras verticalement*** en 2 temps.

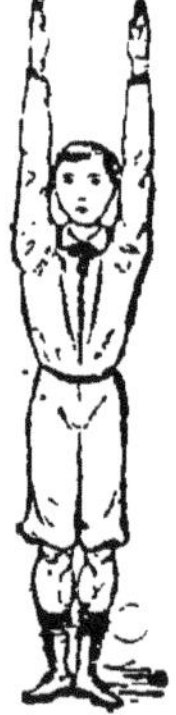

Fig. 1.

1er TEMPS : Extension des bras en haut.

2e TEMPS : Revenir à la première position.

REMARQUE : Éviter de porter les bras ni en avant, ni en arrière, les tendre avec énergie, les paumes des mains se faisant face, doigts réunis. Ce mouvement (fig. 1) peut se faire aussi pieds écartés.

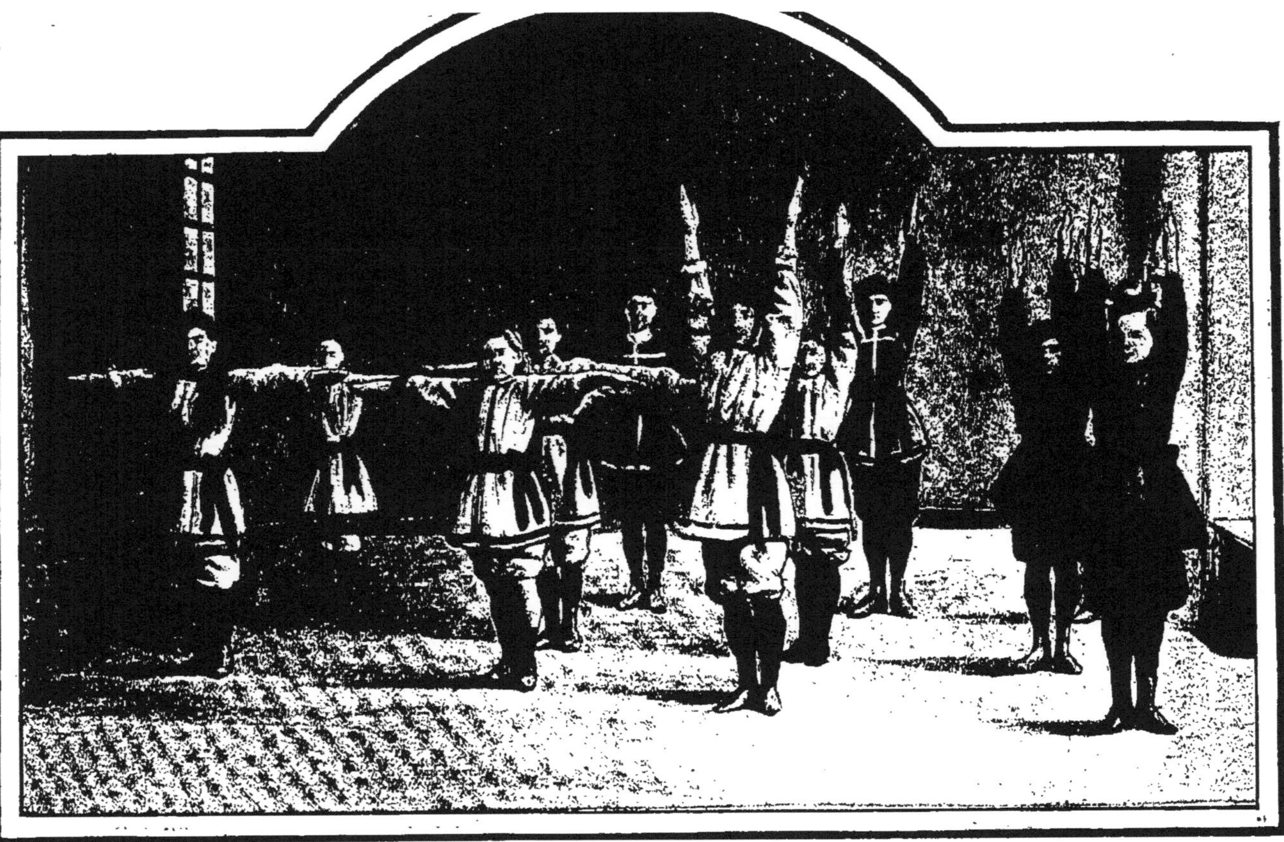

Vue prise dans un lycée de l'Académie de Paris.

2. *Mains aux épaules.* **Extension des bras *latéralement*** en 2 temps.

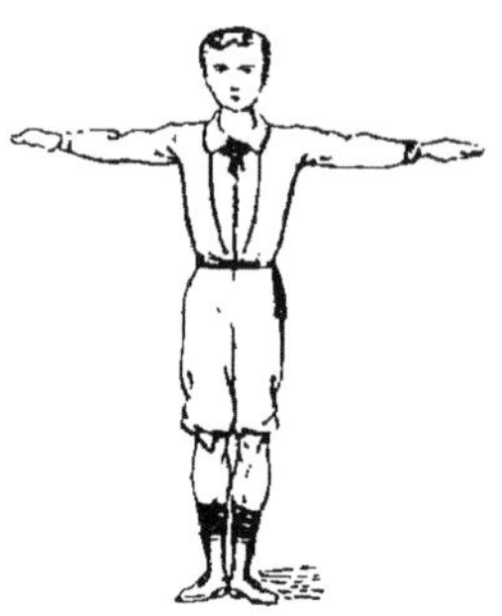

Fig. 2.

1er TEMPS : Extension des bras de côté.

2e TEMPS : Revenir à la première position.

REMARQUE : Bien allonger les bras sur la ligne des épaules, les paumes des mains tournées vers la terre.

3. *Mains aux épaules.* **Extension des bras *horizontalement*** en 2 temps.

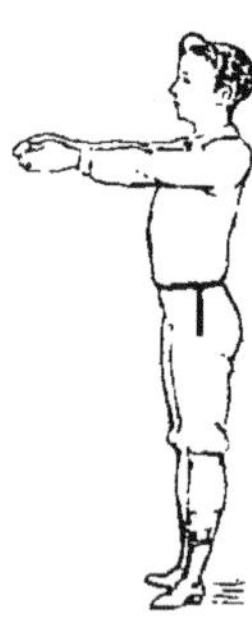

Fig. 3.

1er TEMPS : Extension des bras en avant, les paumes des mains se faisant face.

2e TEMPS : Revenir à la première position.

4. *Mains aux épaules.* **Extension des bras verticalement et latéralement ou horizontalement** en 4 temps.

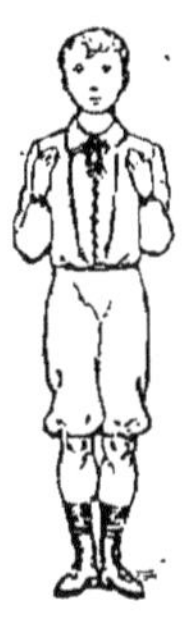
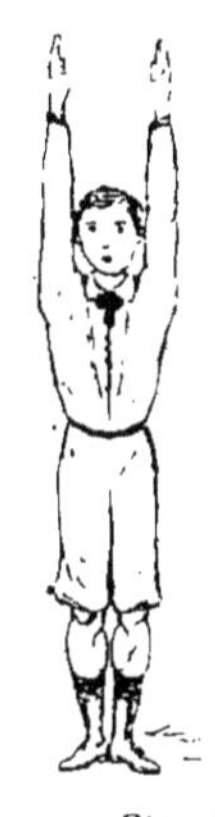
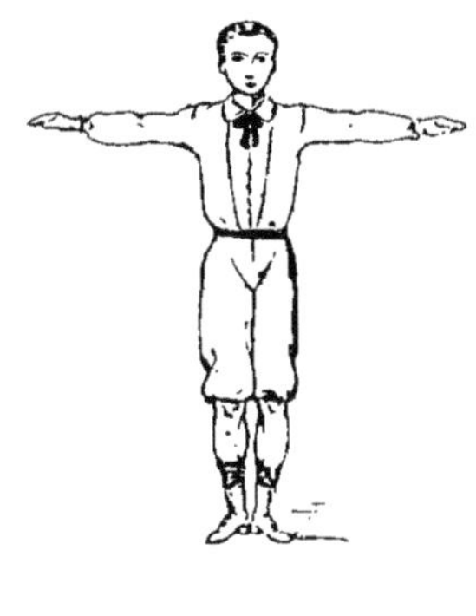

Fig. 4.

1er TEMPS : Extension des bras verticalement.

2e TEMPS : Revenir mains aux épaules.

3e TEMPS : Extension des bras latéralement.

4e TEMPS : Revenir mains aux épaules.

5. *Mains aux épaules.* **Extension d'un bras verticalement et de l'autre en bas** en 2 temps.

1er TEMPS : Élever le bras gauche et abaisser le bras droit.

2e TEMPS : Revenir mains aux épaules.

Faire exécuter ce mouvement alternativement.

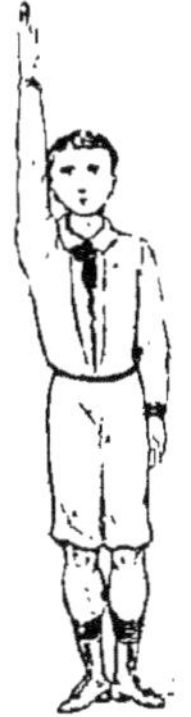

Fig. 5.

6. *Mains aux épaules.* ***Extension d'un bras verticalement et de l'autre latéralement*** en 2 temps.

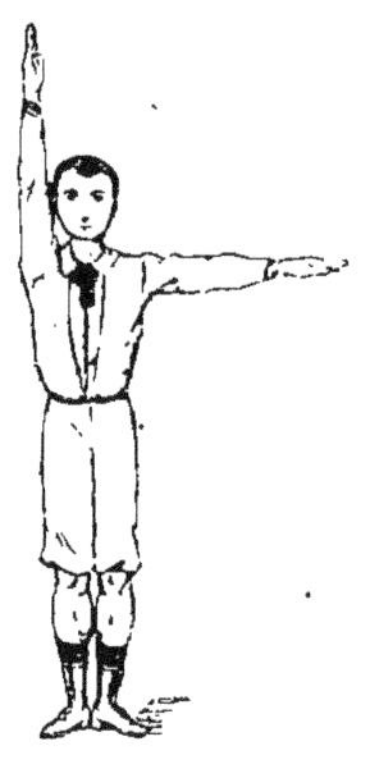
Fig. 6.

1er TEMPS : Élever le bras gauche et tendre le bras droit latéralement.

2e TEMPS : Revenir mains aux épaules.

Exécuter ce mouvement alternativement.

7. ***Jet horizontal et vertical des bras*** en 4 temps.

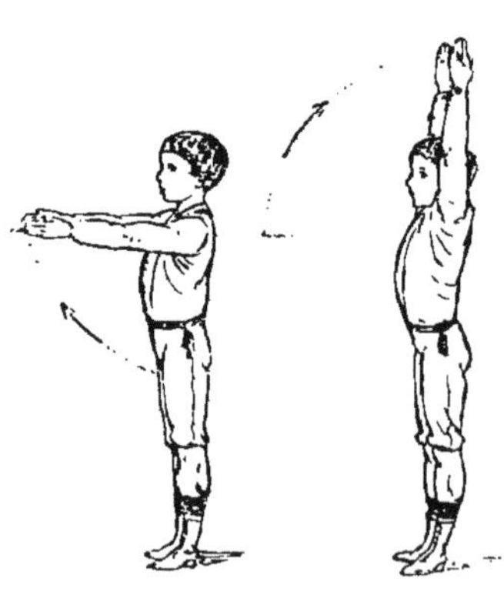
Fig. 7.

1er TEMPS : Élever les bras horizontalement (bras bien tendus).

2e TEMPS : Élever les bras verticalement.

3e TEMPS : Ramener les bras horizontalement.

4e TEMPS : Revenir à la première position.

8. *Pieds ouverts. Mains au thorax.* **Extension des bras latéralement** en 2 temps.

1er TEMPS : Étendre les bras latéralement.

2e TEMPS : Revenir mains au thorax.

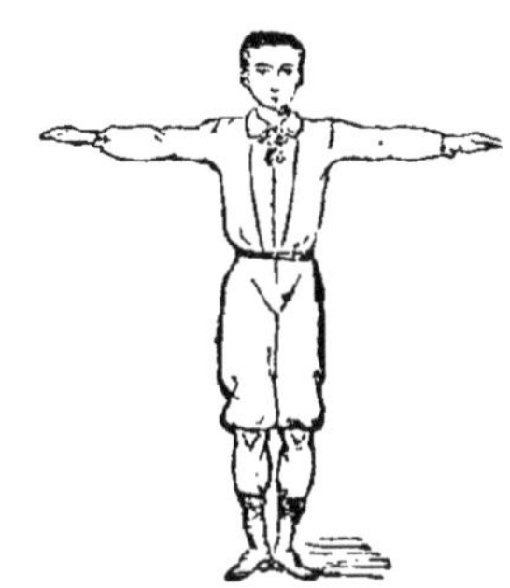

Fig. 8.

9. *Mains aux épaules. Extension des bras latéralement.* **Circumduction des bras** en 2 temps.

1er TEMPS : Faire mouvoir les bras en avant et en haut, en décrivant un grand cercle.

2e TEMPS : Revenir à la première position.

Faire exécuter le mouvement en sens opposé.

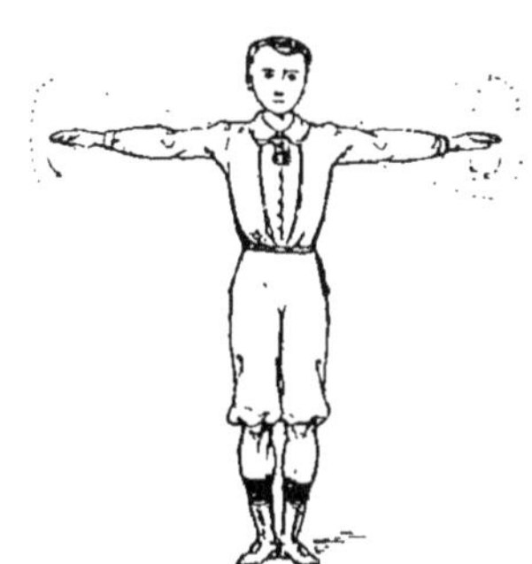

Fig. 9.

REMARQUE : Répéter plusieurs fois ce mouvement.

10. *Mains aux épaules. Extension des bras latéralement.* **Circumduction des mains** en 2 temps, d'avant en arrière et d'arrière en avant.

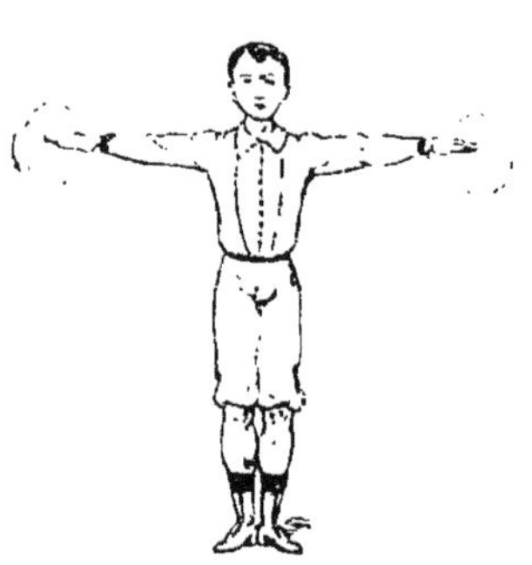

Fig. 10.

1er TEMPS : Faire tourner les mains autour des poignets d'avant en arrière, les paumes restant tournées vers la terre et les doigts allongés.

2e TEMPS : Revenir à la première position.

CHAPITRE IV

Mouvements respiratoires

Ces mouvements ont pour but d'exercer les muscles respiratoires, intercostaux, pectoraux, diaphragme.

L'étude de la gymnastique fait ressortir de jour en jour la grande influence des mouvements respiratoires sur les différents organes de l'économie humaine. Ainsi, ces mouvements, exécutés dans certaines positions fondamentales et réunis aux mouvements des extrémités supérieures, ont une influence favorable :

1° Sur l'appareil respiratoire, en dilatant d'une façon plus énergique les cellules pulmonaires et en les rendant ainsi plus aptes à absorber une grande quantité d'oxygène ;

2° Sur l'appareil circulatoire, en favorisant le jeu de pompe aspiratrice qui se révèle dans l'inspiration ;

3° Sur les organes digestifs par la pression que le diaphragme exerce d'une façon plus accentuée sur les organes abdominaux.

Il en résulte que les mouvements respiratoires doivent

être exécutés dans des locaux vastes et bien aérés, en évitant que le sol se compose de sable ou autres corps poussiéreux, tels que sciure de bois, tan, etc.... Ces substances mouillées entretiennent l'humidité dans l'atmosphère ; non mouillées, elles chargent l'air de poussières nuisibles.

1. ***Mains sur hanches.* Mouvements respiratoires** en 2 temps.

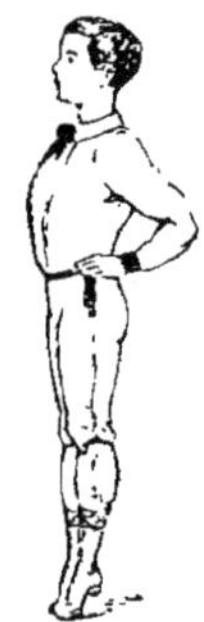

Fig. 1.

1er TEMPS : S'élever lentement sur la pointe des pieds, les épaules et la tête se portant en arrière, faire une inspiration aussi profonde que possible.

2e TEMPS : Abaisser rapidement les talons, la tête et les épaules reprenant leur position première ; faire une courte expiration.

2. *Mouvements respiratoires* en 2 temps.

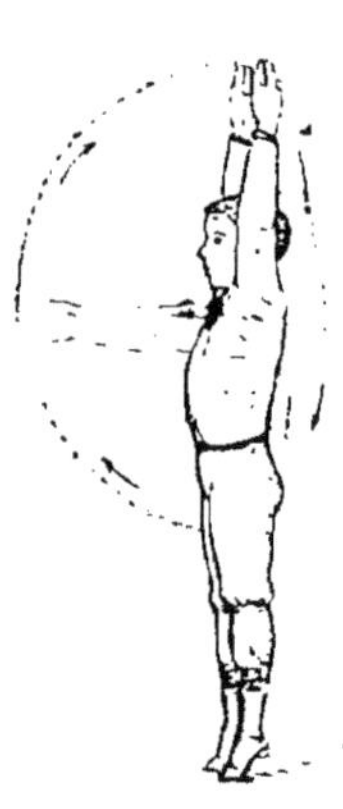

Fig. 2.

1er TEMPS : Porter les bras lentement et verticalement au-dessus de la tête, les paumes des mains se faisant face ; en même temps élévation sur la pointe des pieds et profonde inspiration.

2e TEMPS : Porter les bras latéralement, les paumes des mains tournées vers terre, les laisser retomber le long du corps en faisant une courte et forte expiration.

3. *Mains au thorax.* ***Mouvements respiratoires*** en 2 temps.

1er TEMPS : Porter les bras latéralement et le plus en arrière possible, en portant un pied soit en *avant*, soit en *arrière*. Profonde inspiration.

2e TEMPS : Revenir à la première position. Courte et forte expiration.

Ces deux mouvements se font aussi en marchant.

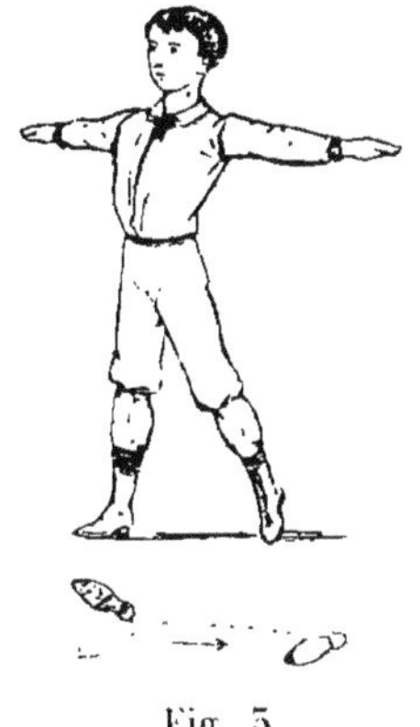

Fig. 3.

4. *Mains aux épaules.* ***Mouvements respiratoires*** en 3 temps.

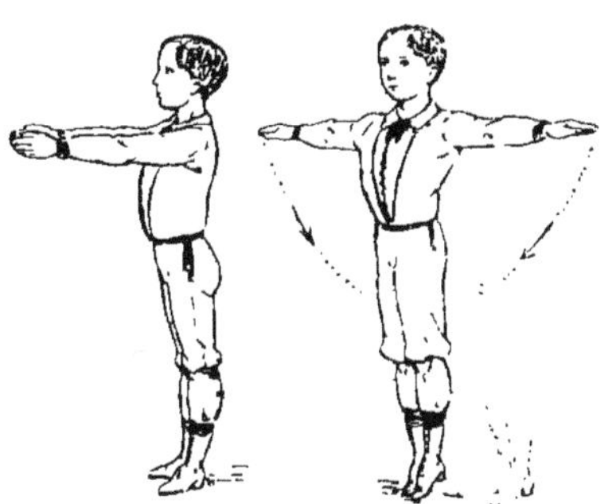

Fig. 4.

1er TEMPS : Étendre les bras horizontalement, les paumes des mains se faisant face.

2e TEMPS : Se lever sur la pointe des pieds et tendre les bras latéralement en faisant une profonde inspiration.

3e TEMPS : Abaisser les talons et ramener les mains le long du corps.

Forte et courte expiration.

CHAPITRE V

Mouvements de tête

Ces mouvements exercent les muscles du cou, du dos, sterno-mastoïdien, claviculaire, etc. Tous ces mouvements doivent être faits lentement.

1. *Mains sur hanches.* ***Rotation de la tête à droite et à gauche*** en 4 temps.

1er TEMPS : Porter la tête à droite.

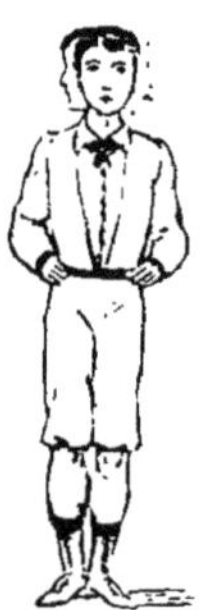

Fig. 1.

2e TEMPS : Revenir à la première position.

3e TEMPS : Porter la tête à gauche.

4e TEMPS : Revenir à la première position.

2. *Mains sur hanches. Élévation sur la pointe des pieds.* **Rotation de la tête à droite et à gauche** en 4 temps.

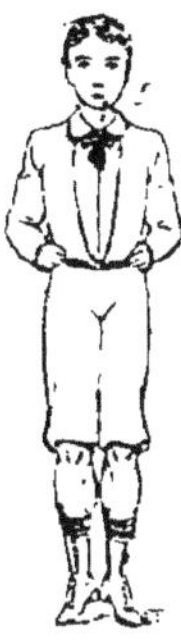

Fig. 2.

3. *Mains sur hanches. Élévation sur la pointe des pieds. Flexion des genoux.* **Rotation de la tête à droite et à gauche** en 4 temps.

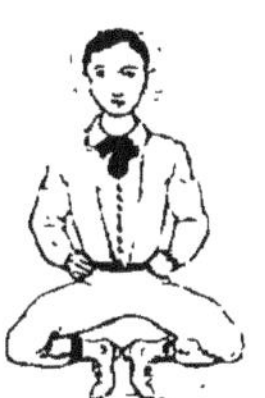

Fig. 3.

4. *Mains sur hanches, ou position réglementaire.* **Flexion de la tête en arrière** en 2 temps.

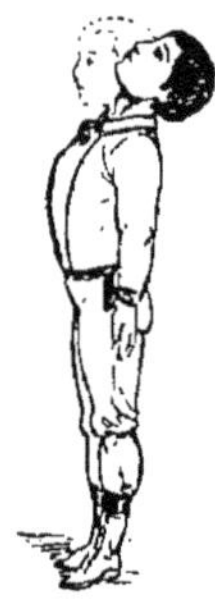

Fig. 4.

1er TEMPS : Porter la tête en arrière avec extension du cou.

2e TEMPS : Revenir à la première position.

5. *Mains sur nuque.* **Flexion de la tête en arrière avec résistance** en 2 temps.

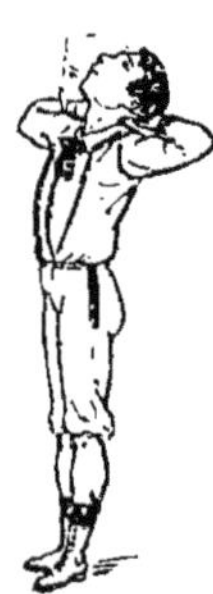

Fig. 5.

1er TEMPS : Porter la tête en arrière, tandis que les mains offrent une certaine résistance.

2e TEMPS : Revenir à la première position.

CHAPITRE VI

Mouvements des pieds

Ces mouvements exercent les muscles de la jambe, de la cuisse, du bassin, le triceps crural, les muscles du mollet, tous les muscles qui s'insèrent sur le fémur, en un mot tous les muscles du membre inférieur et du bassin.

1. *Mains sur hanches.* ***Élévation alternative de la pointe du pied*** en 2 temps.

1er TEMPS : Élever la pointe du pied gauche.

2e TEMPS : Revenir à la première position.

Même mouvement du pied droit.

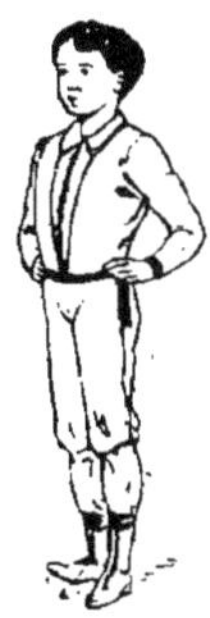

Fig. 1.

2. *Mains sur hanches.* ***Élévation alternative des genoux*** en 4 temps.

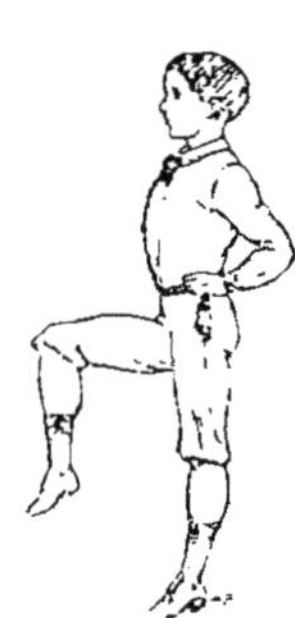

Fig. 2.

1er TEMPS : Élévation du genou gauche à hauteur de la hanche, la jambe tombant naturellement, la pointe du pied baissée.

2e TEMPS : Abaissement de la jambe sans frapper à terre.

3e TEMPS : Élévation du genou droit.

4e TEMPS : Revenir à la première position.

3. *Mains sur hanches. Élévation d'un genou.* ***Flexion et extension du pied*** en 2 temps.

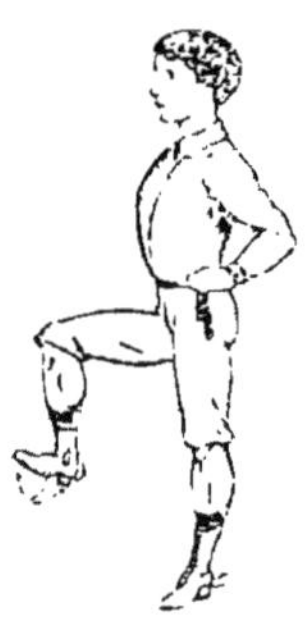

Fig. 3.

1er TEMPS : Flexion du pied.

2e TEMPS : Extension du pied.

4. *Mains sur hanches. Élévation d'un genou.* ***Circumduction du pied*** en 2 temps.

1er TEMPS : Décrire un cercle aussi grand que possible avec la pointe du pied à gauche et en bas, talons immobiles.

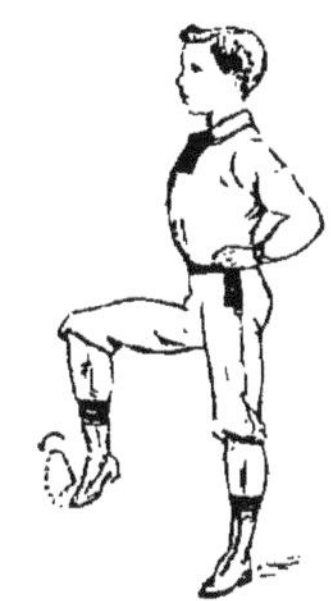

Fig. 4.

2e TEMPS : Revenir à la première position.

5. *Mains sur hanches. Élévation d'un genou.* ***Extension de la jambe en avant*** en 2 temps.

1er TEMPS : Étendre la jambe en avant.

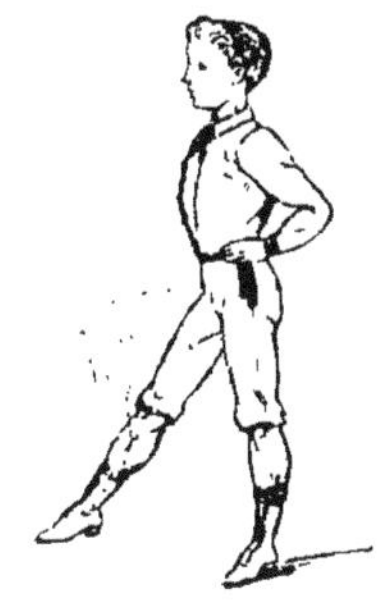

Fig. 5.

2e TEMPS : Revenir à la première position.

6. *Mains sur hanches. Élévation d'un genou.* ***Extension de la jambe en arrière*** en 2 temps.

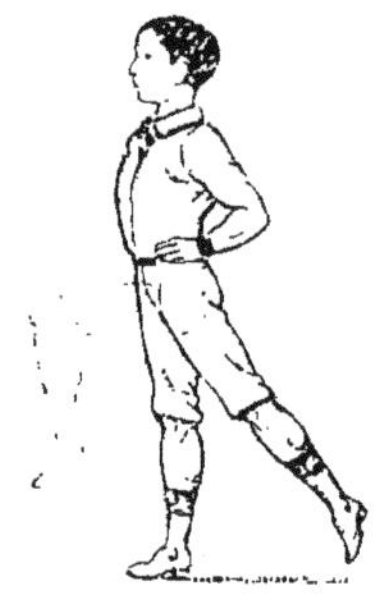

Fig. 6.

1er TEMPS : Abaisser et porter la jambe en arrière le plus possible, par l'extension du genou et du cou-de-pied.

2e TEMPS : Revenir à la première position.

7. *Mains sur hanches. Elévation d'un genou.* ***Circumduction de jambe de droite à gauche ou de gauche à droite*** en 2 temps.

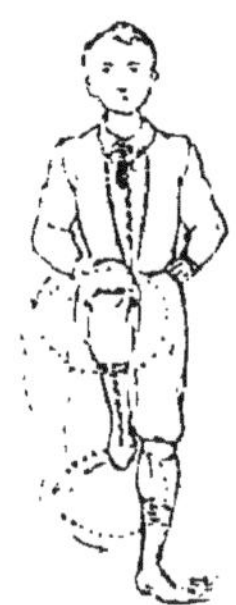

Fig. 7.

1er TEMPS : Porter le genou en haut et en dehors en un grand cercle, en laissant pendre librement la jambe et le pied.

2e TEMPS : Revenir à la première position. Faire exécuter le mouvement en sens opposé.

8. *Mains sur hanches. Élévation d'un genou.* **Extension de la jambe de côté** en 4 temps.

1er TEMPS : Porter lentement le genou en dehors en décrivant 1/8e de cercle.

2e TEMPS : Étendre la jambe et le cou-de-pied lentement de côté, sans que le corps perde l'équilibre.

3e TEMPS : Plier le genou.

4e TEMPS : Revenir à la première position.

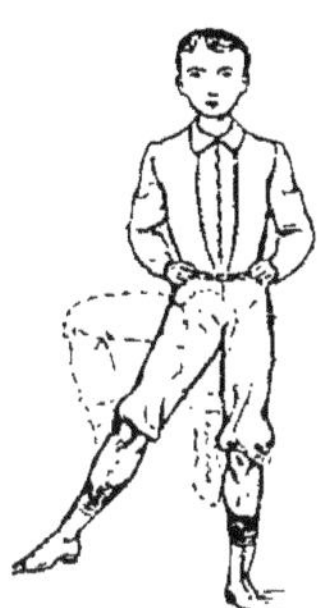

Fig 8

9. *Mains sur hanches.* **Extension de la jambe de côté** en 2 temps.

1er TEMPS : Lever la jambe de côté, le corps restant en équilibre.

2e TEMPS : Revenir à la première position.

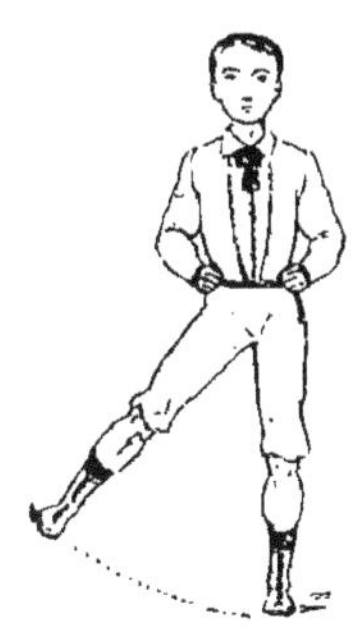

Fig. 9.

10. *Mains sur hanches. Élévation sur la pointe des pieds.* **Sautillement latéral** en 2 temps.

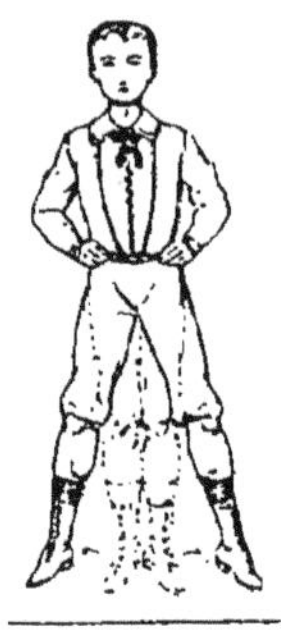

Fig. 10.

1er TEMPS : Écarter les pieds en sautant avec une légère flexion des genoux.

2e TEMPS : Revenir à la première position.

11. *Mains sur hanches. Un pas en avant. Élévation sur la pointe des pieds.* **Sautillement d'avant en arrière** en 2 temps.

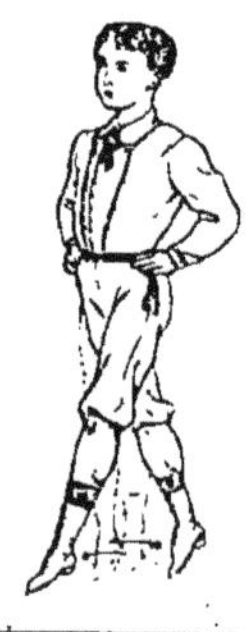

Fig. 11.

1er TEMPS : Porter le pied gauche en avant et le pied droit en arrière.

2e TEMPS : Revenir à la première position.

REMARQUE : Ces deux mouvements doivent être exercés modérément par les jeunes filles.

CHAPITRE VII

Mouvements du tronc

Ces mouvements exercent les muscles du dos, du bassin et de la cuisse et aussi les muscles abdominaux.

1. *Mains sur hanches.* ***Dilatation du thorax*** en 2 temps.

1er TEMPS : Incliner le tronc en avant de manière qu'il forme un demi-angle droit avec la ligne verticale (tête et épaules en arrière).

2e TEMPS : Revenir à la première position.

Ce mouvement peut se faire pieds écartés, pieds fermés et un pas en avant.

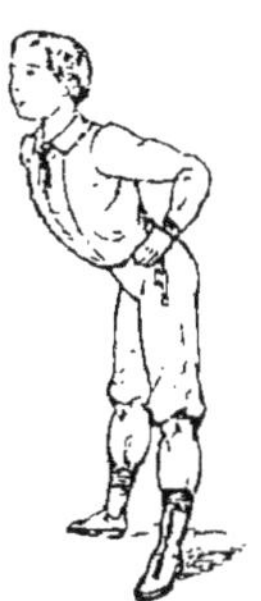

Fig. 1.

Même mouvement en arrière.

REMARQUE : Dans cette position, on peut faire des rotations de tête.

2. *Mains aux épaules. Extension des bras verticalement.* ***Mouvement plongeur ou grande flexion du corps en avant les mains touchant le sol*** en 3 temps.

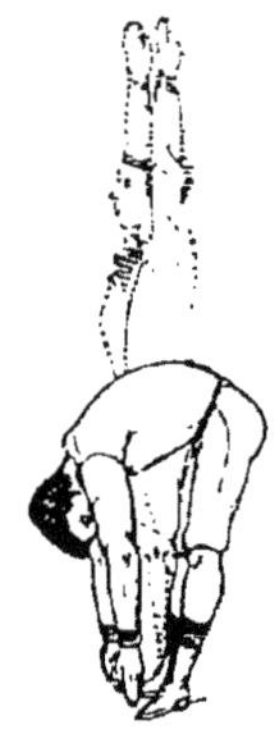

Fig. 2.

1er TEMPS : Courber la nuque et le dos lentement en avant.

2e TEMPS : Continuer le mouvement de façon à aller le plus bas possible en maintenant les jambes et les bras tendus.

3e TEMPS : Faire revenir la tête et le buste à la première position.

Ce mouvement peut se faire pieds écartés.

3. *Mains aux épaules. Extension des bras verticalement.* ***Flexion du corps en arrière*** en 2 temps.

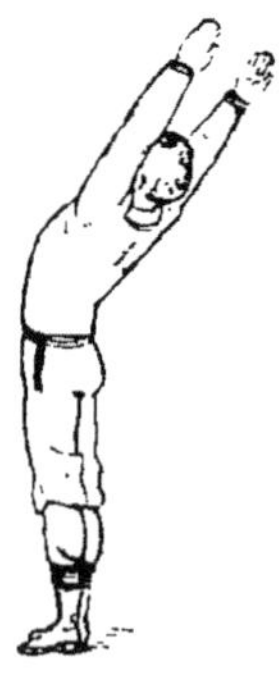

Fig. 3.

1er TEMPS : Courber le corps en arrière les bras étendus.

2e TEMPS : Revenir à la première position.

4. *Mains sur hanches. Genoux terre.* ***Flexion du corps en arrière*** en 2 temps.

1er TEMPS : Porter le corps le plus en arrière possible, la tête droite, sans bouger les jambes.

2e TEMPS : Revenir à la première position.

Même mouvement mains sur nuque ou bras étendus verticalement ; il se fait aussi appuyé sur un genou et sur un pied.

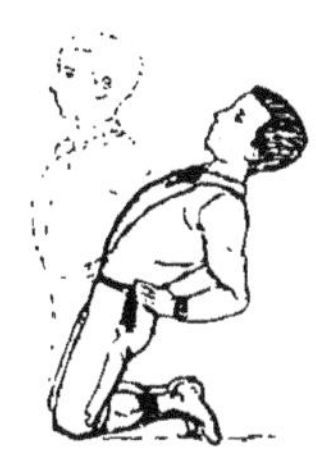

Fig. 1.

5. *Mains sur hanches. Pieds fermés.* ***Rotation du corps à droite et à gauche*** en 4 temps.

1er TEMPS : Porter le corps le plus possible à gauche, les jambes et les pieds restant immobiles.

2e TEMPS : Revenir à la première position.

3e TEMPS : Même mouvement à droite.

4e TEMPS : Revenir à la première position.

Ce mouvement se fait aussi en position réglementaire, mains sur nuque, ou bras étendus verticalement.

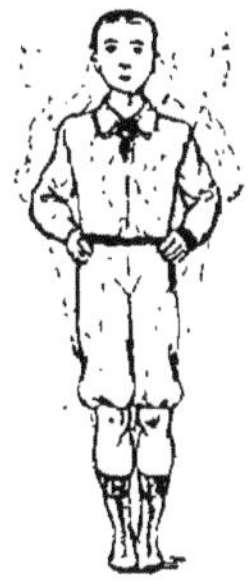

Fig. 2.

6. *Mains sur hanches. Pieds écartés.* **Circumduction du corps** en 4 temps.

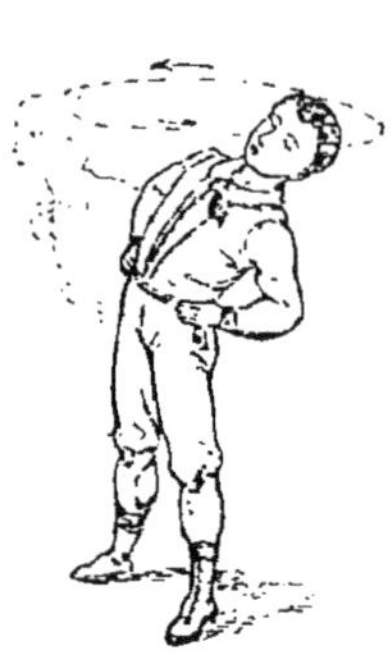

Fig. 6.

1er TEMPS : Faire mouvoir le buste en un grand cercle en avant et à gauche.

2e TEMPS : En arrière.

3e TEMPS : Même mouvement à droite.

4e TEMPS : Revenir à la première position.

Même mouvement bras étendus verticalement.

7. *Un pas en avant. Extension des bras verticalement.* **Flexion du corps en arrière** en 2 temps.

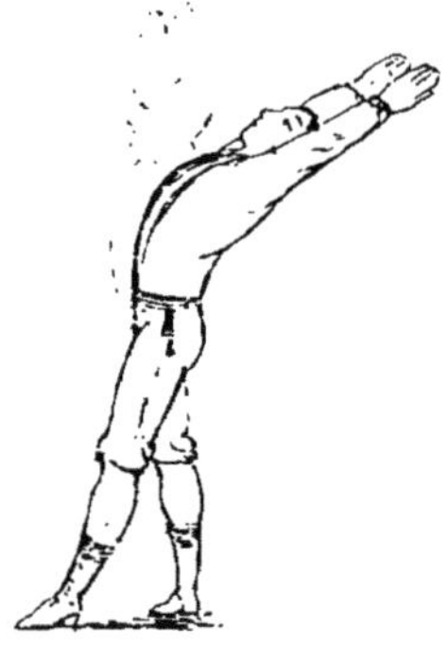

Fig. 7.

8. *Pieds fermés.* **Flexion du corps à droite et à gauche** en 4 temps.

1er TEMPS : Fléchir le corps à droite, la tête suivant le mouvement du corps.

2e TEMPS : Revenir à la première position.

3e TEMPS : Fléchir le corps à gauche.

4e TEMPS : Revenir à la première position.

Faire ce mouvement un bras levé et l'autre abaissé du côté du bras abaissé alternativement.

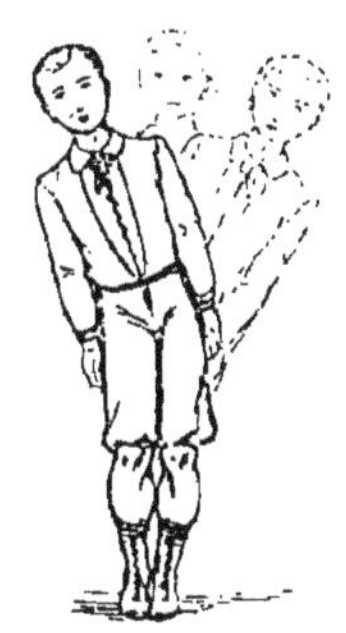

Fig. 8.

9. *Mains sur hanches. Pieds écartés.* **Flexion du corps à droite et à gauche** en 4 temps, comme il vient de l'être démontré.

Ce mouvement peut aussi se faire :

1° Mains sur nuque ;

2° Bras étendus verticalement ;

3° Un pas en avant ou un pas en arrière, bras étendus verticalement ;

4° A genoux les bras étendus verticalement.

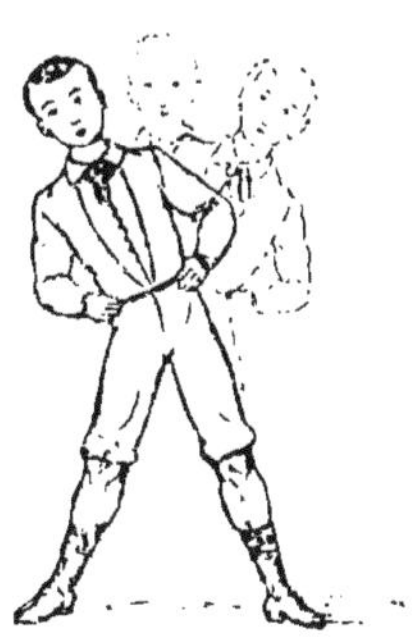

Fig. 9.

CHAPITRE VIII

Mouvements combinés

Ces mouvements exercent les muscles de tout le corps, soit simultanément, soit par groupes séparément.

1. *Pieds ouverts, extension des bras verticalement.* ***Élévation du corps sur la pointe des pieds*** en 2 temps.

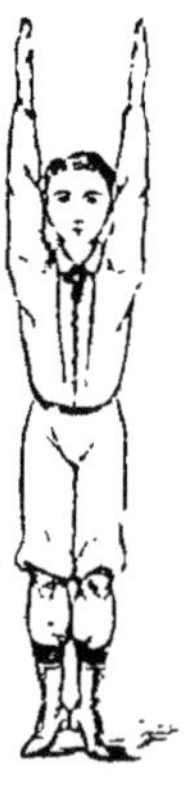

Fig. 1.

2. *Mains aux épaules. Pieds écartés. Demi-flexion du corps en avant ou en arrière.* **Extension des bras verticalement** en 2 temps.

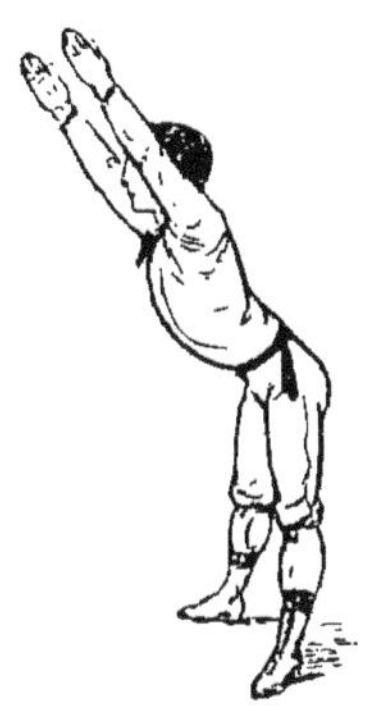

Fig. 2.

3. *Mains aux épaules. Pieds ouverts. Flexion des genoux.* **Extension des bras verticalement** en 2 temps.

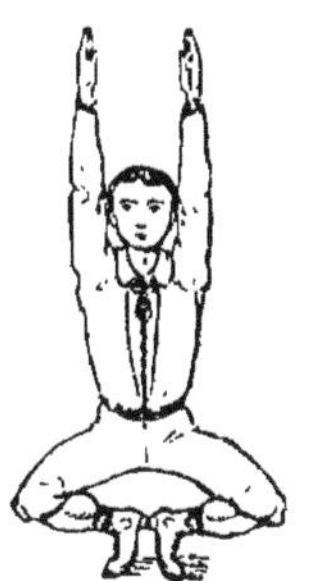

Fig. 3.

4. *Pieds écartés. Mains thorax. Demi-flexion du corps en avant ou en arrière.* **Extension des bras latéralement** en 2 temps.

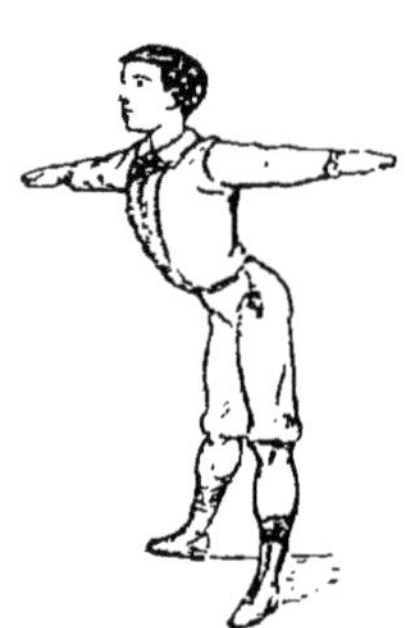

Fig. 4.

5. *Pieds écartés. Mains aux épaules. Demi-flexion des jambes.* **Extension des bras verticalement** en 2 temps.

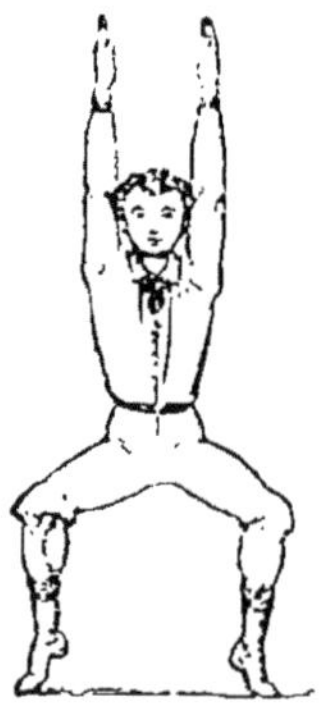

Fig. 5.

6. *Pieds ouverts. Mains thorax. Demi-flexion des genoux.* **Extension des bras latéralement** en 2 temps.

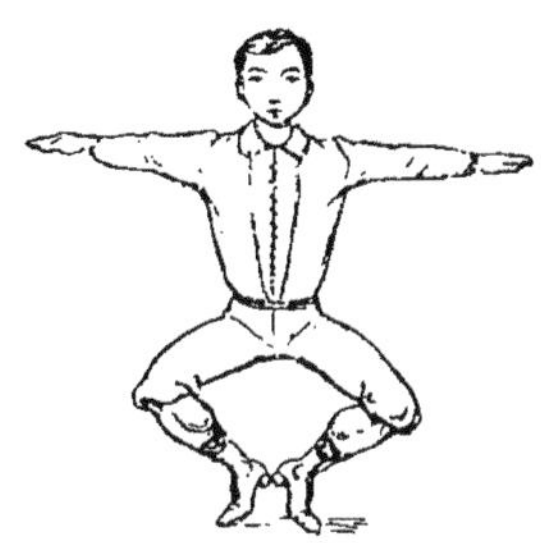

Fig. 6.

7. *Mains aux épaules.* ***Extension des bras verticalement en même temps qu'un pas en avant*** en 2 temps.

1er TEMPS : Étendre les bras verticalement, en même temps faire un pas en avant soit du pied droit, soit du pied gauche.

2e TEMPS : Revenir à la position mains aux épaules, en même temps reporter la jambe en arrière à côté de l'autre.

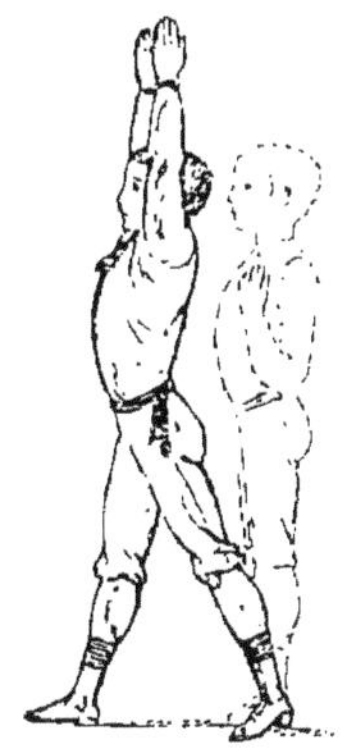

Fig. 7.

8. *Mains aux épaules. Pieds écartés. Demi-flexion des jambes.* **Flexion et extension des bras verticalement, horizontalement ou latéralement** en 2 temps.

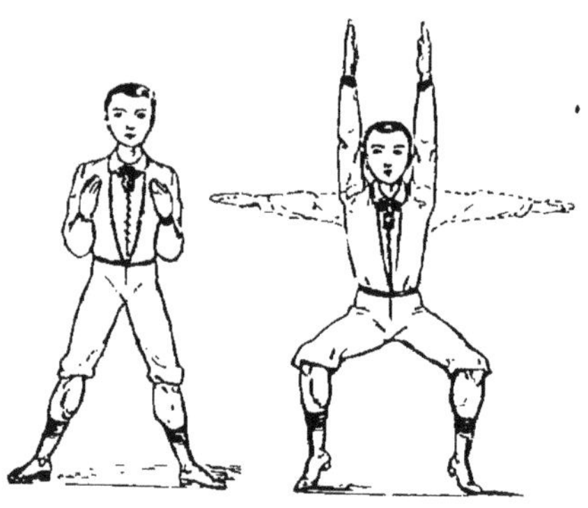

Fig. 8.

9. *Pieds écartés. Demi-flexion des jambes.* **Jet des bras latéralement et verticalement** en 3 temps.

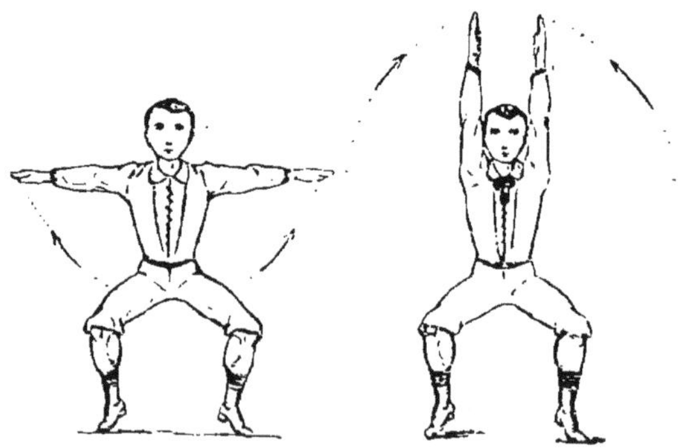

Fig. 9.

10. *A genoux. Mains aux épaules. Demi-flexion du corps en arrière.* **Extension des bras verticalement** en 2 temps.

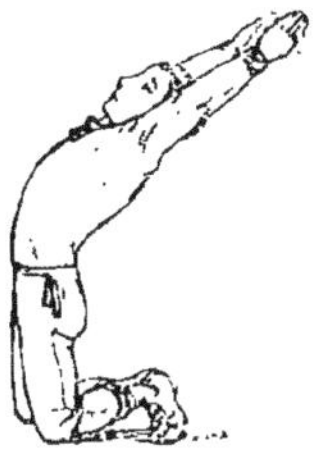

Fig. 10.

11. *A genoux. Mains sur hanches. Demi-flexion du corps en arrière.* **Rotation de la tête à droite et à gauche** en 4 temps.

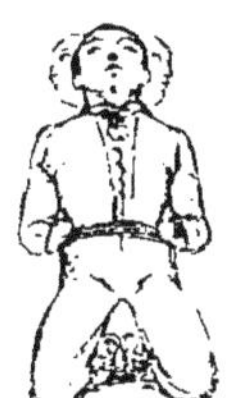

Fig. 11.

12. *Mains sur hanches. Pieds écartés. Demi-flexion des jambes.* **Rotation de la tête à gauche et à droite** en 4 temps.

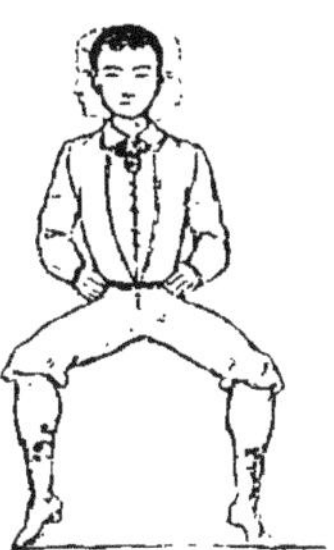

Fig. 12.

13. *Mains thorax. Pieds fermés. Rotation du corps à gauche ou à droite.* **Extension des bras latéralement** en 2 temps.

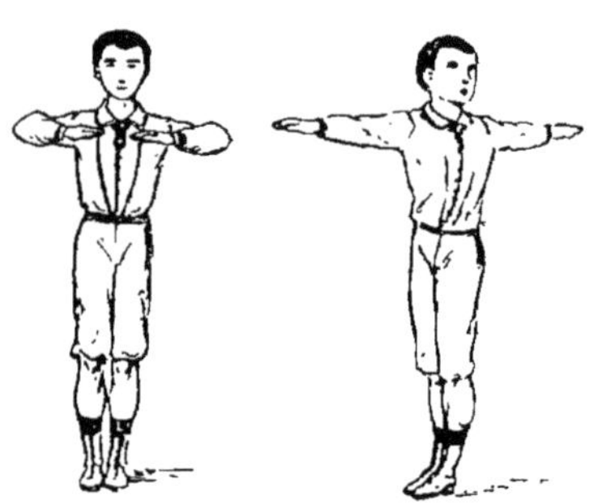

Fig. 13.

14. *Mains aux épaules. Pieds fermés. Rotation du corps à gauche ou à droite.* **Extension des bras verticalement** en 2 temps.

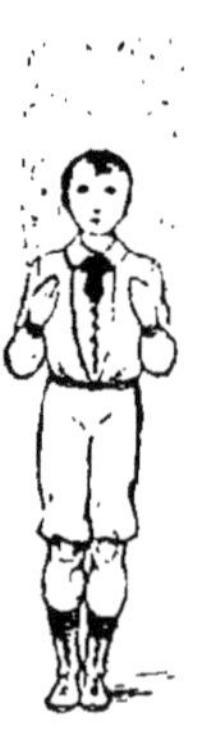

Fig. 14.

15. ***Pieds écartés en même temps que flexion et extension des bras*** en 4 temps.

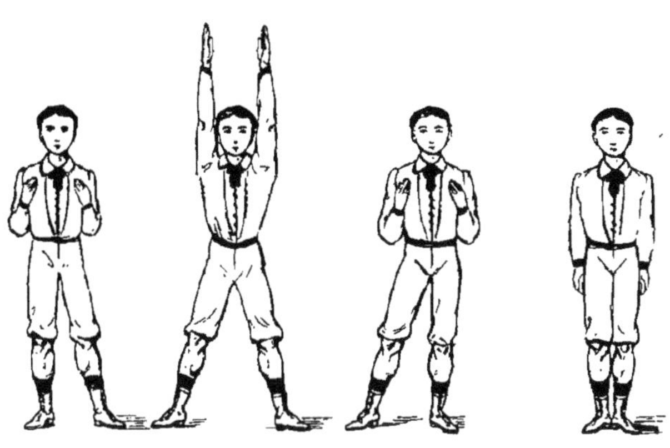

Fig. 15.

1er TEMPS : Porter les mains aux épaules et le pied gauche à gauche.

2e TEMPS : Étendre les bras verticalement en portant le pied droit à droite.

3e TEMPS : Ramener les mains aux épaules et rapprocher le pied gauche.

4e TEMPS : Laisser tomber les bras et ramener le pied droit près du gauche.

Ce mouvement peut se faire avec les bras étendus latéralement.

16. *Pieds fermés*. ***Jet des bras verticalement en même temps que rotation du corps*** en 4 temps.

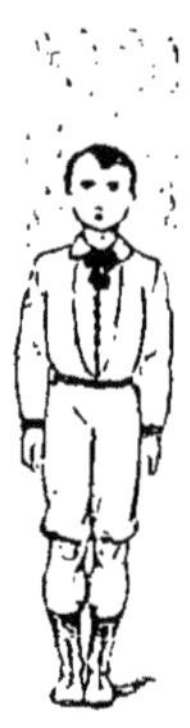

Fig. 16.

CHAPITRE IX

Fentes ou demi-chutes

1. *Mains sur hanches. Pieds ouverts. Par le pied gauche ou le pied droit.* **Fente en avant** en 2 temps.

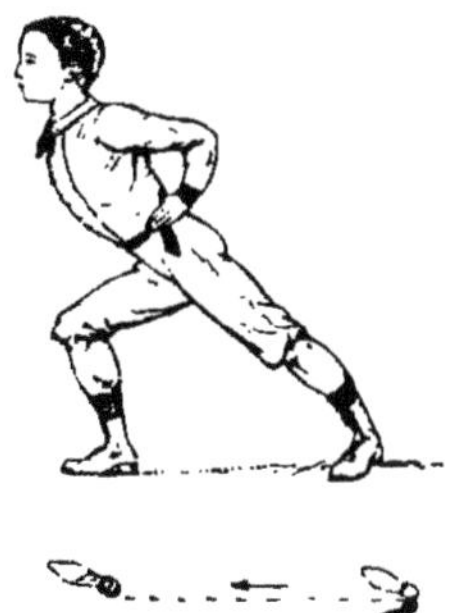

Fig. 1.

1er TEMPS : Porter un pied en avant, genou fléchi, la jambe en arrière tendue, le haut du corps dans le prolongement de la jambe placée en arrière.

2e TEMPS : Revenir à la première position.

2. *Mains sur hanches. Pieds fermés.* **Fente en avant** en 2 temps.

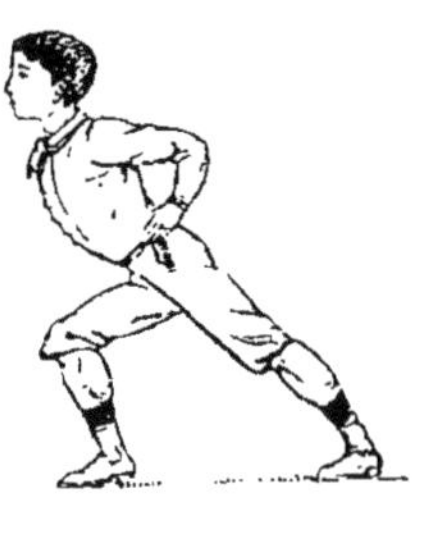

Fig. 2.

Même mouvement que le précédent, mais en ligne droite.

3. *Mains sur hanches. Pieds ouverts.* **Fente en oblique à droite ou à gauche** en 2 temps.

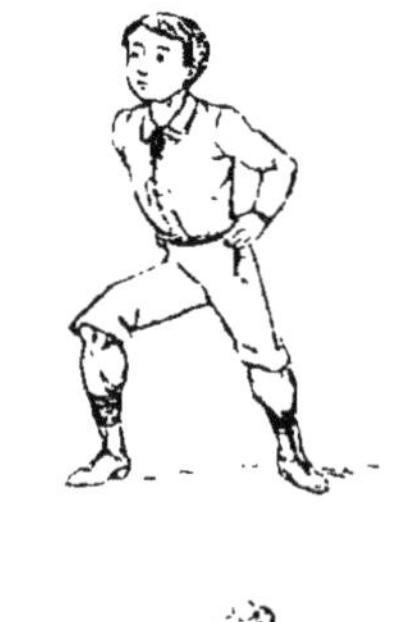

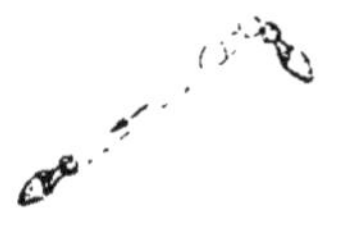

Fig. 3.

Comme il vient d'être expliqué.

Dans ces différentes fentes, faire exécuter des élévations sur la pointe du pied placé en avant.

4. *Mains sur hanches. Pieds ouverts.* ***Extension de la jambe gauche en arrière le pied portant sur la pointe, jambe droite fléchie*** en 2 temps.

Avec mains aux épaules, exécuter : 1° des extensions de bras verticalement en deux temps ; 2° élever un bras et abaisser l'autre alternativement. Avec mains au thorax exécuter des extensions de bras latéralement.

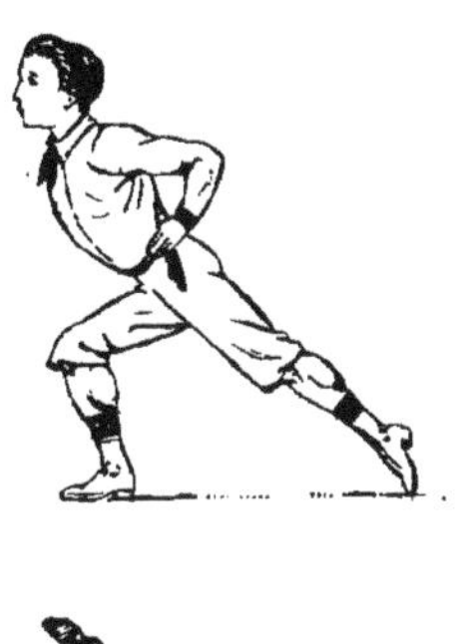

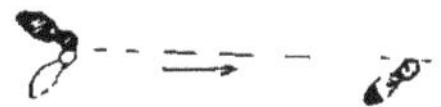

Fig. 4.

5. *Mains aux épaules. Fente en oblique.* ***Flexion et extension des bras*** en 2 temps.

Même fente avec un bras levé et l'autre abaissé.

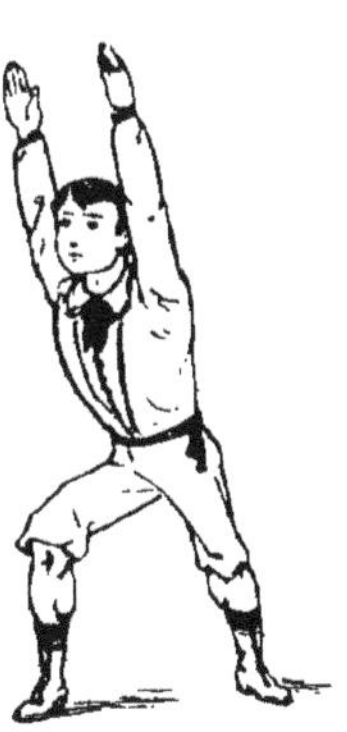

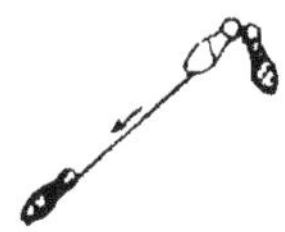

Fig. 5.

6. *Mains aux épaules. Fente en avant. Bras étendus verticalement.* ***Flexion du tronc en avant*** en 2 temps.

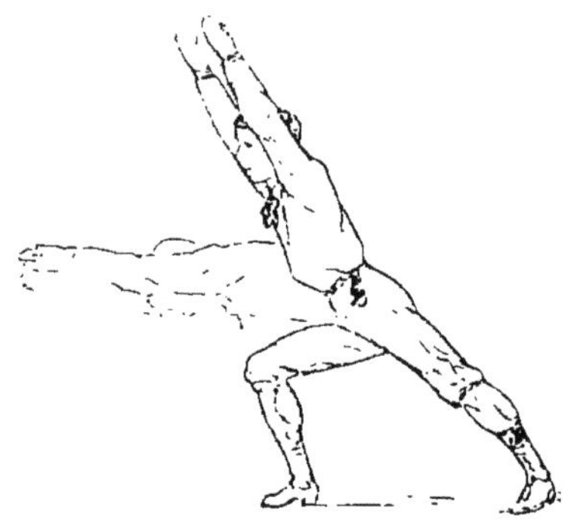

Fig. 6.

1er TEMPS : Fléchir le tronc au-dessus de la jambe avancée
2e TEMPS : Revenir à la première position.

7. *Mains aux épaules. Bras étendus verticalement. Fente en oblique.* ***Flexion du corps du côté du pied placé en avant*** en 2 temps.

1er TEMPS : Flexion de côté.
2e TEMPS : Revenir à la première position.

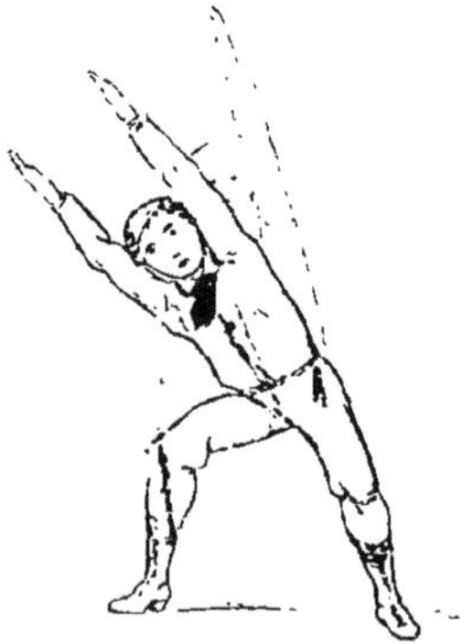

Fig. 7.

8. *Mains sur hanches. Fente en avant.* ***Équilibre sur le pied droit,*** le pied gauche tendu en arrière.

Même mouvement, bras étendus verticalement et dans le même plan que la tête.

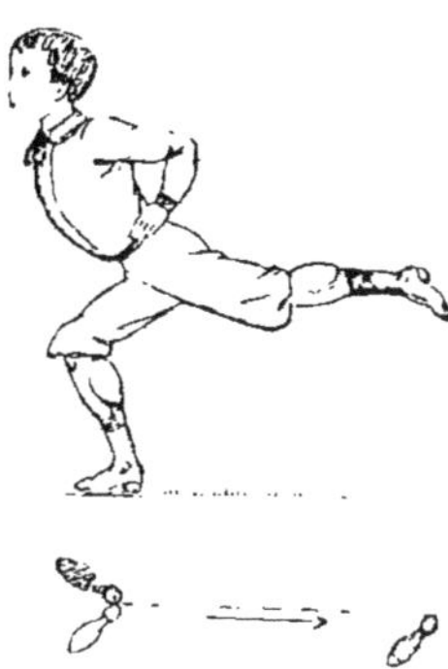

Fig. 8.

9. ***Fente en avant par le pied droit ou le pied gauche en même temps que jet des bras en arrière.***

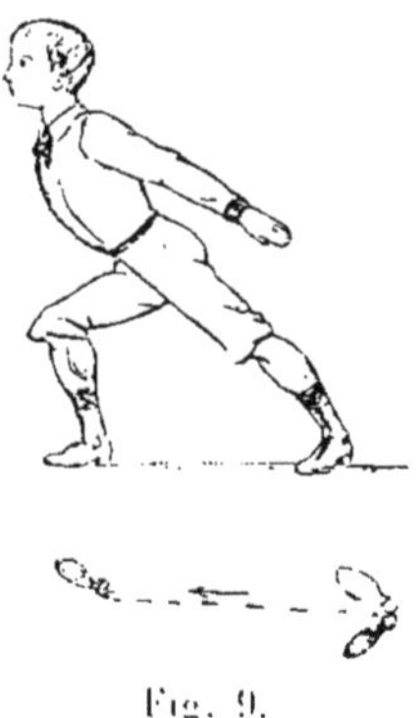

Fig. 9.

CHAPITRE X

Sauts

Principe du saut. — Le saut comprend trois mouvements.

1° Un mouvement d'élévation sur la pointe des pieds ;

2° Une flexion des genoux ;

3° Un mouvement d'extension des jambes en soulevant le corps du sol.

Retomber sur la pointe des pieds genoux fléchis, les bras tombant naturellement.

1. *Saut sur place* en 4 temps.

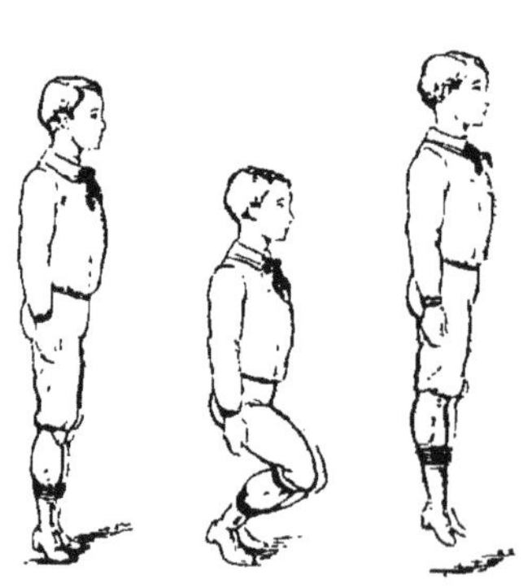

Fig. 1.

1er TEMPS : S'élever sur la pointe des pieds.

2e TEMPS : Fléchir les genoux.

3e TEMPS : Soulever le corps et retomber, comme il vient d'être expliqué, sur la pointe des pieds, genoux fléchis, les bras tombant le long du corps.

4e TEMPS : Revenir à la première position.

2. *Saut en avant en longueur* en 4 temps.

1er TEMPS : S'élever sur la pointe des pieds.

2e TEMPS : Fléchir les genoux en portant les bras en arrière.

3e TEMPS : Projeter le corps en avant et retomber sur la pointe des pieds.

4e TEMPS : Se relever et reprendre la première position.

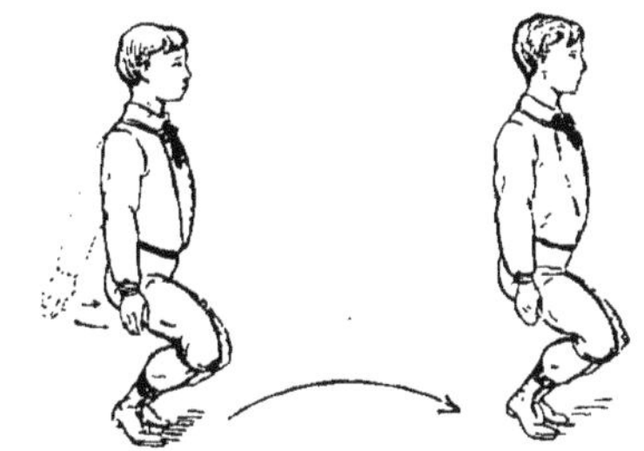

Fig. 2.

3. *Saut en profondeur avec banc.*

Au commandement : *sautez!* l'élève part soit du pied gauche, soit du pied droit, et retombe sur le sol comme il a été expliqué.

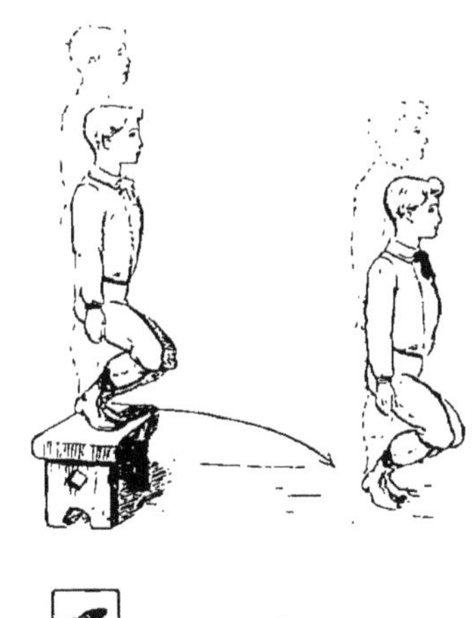

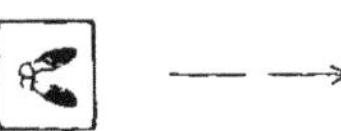

Fig. 3.

4. *Pieds fermés.* ***Saut en profondeur avec banc ou mur.***

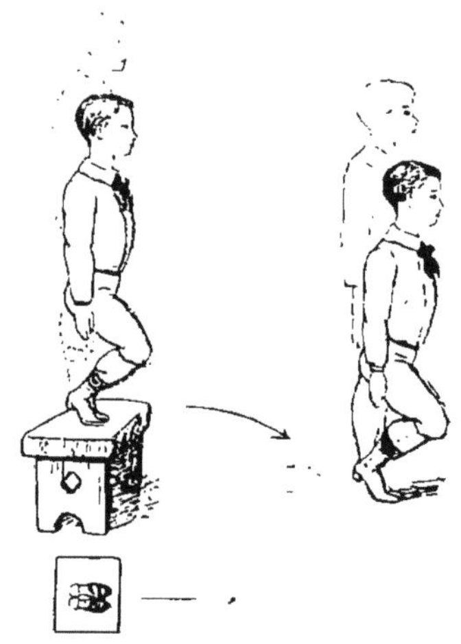

Fig. 4.

Même mouvement que le précédent.

5. ***Saut en avant avec plusieurs pas d'élan.***

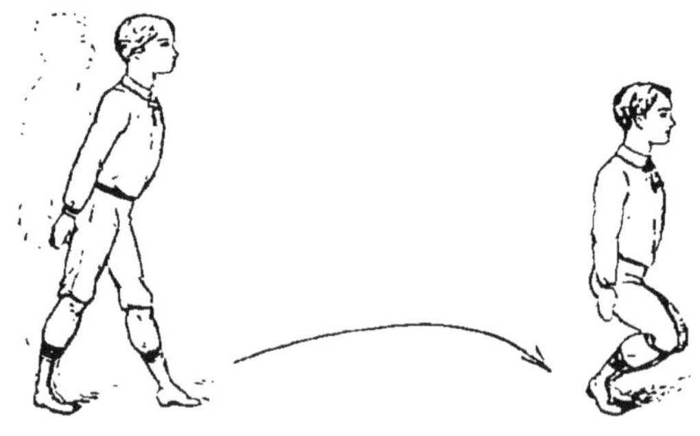

Fig. 5.

6. *Saut en longueur et en hauteur par-dessus corde.*

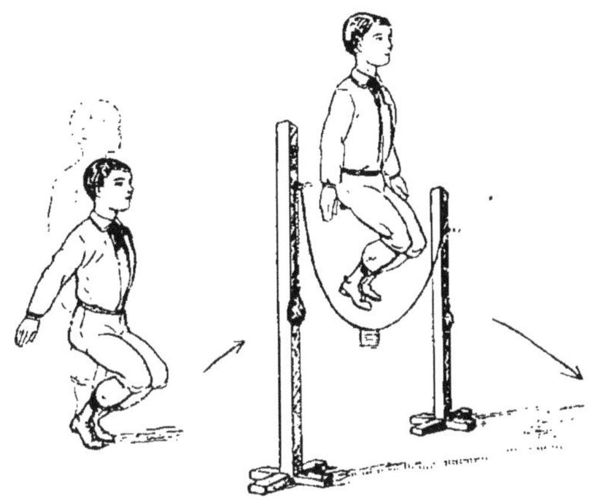

Fig. 6.

On peut faire exécuter cet exercice à la file.

7. *Pieds ouverts. Saut de côté à gauche ou à droite.*

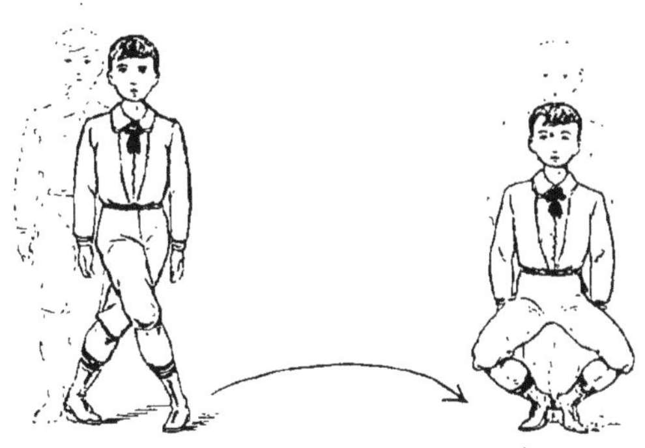

Fig. 7.

Porter la jambe gauche à 30 centimètres de la droite en la croisant, élever le pied gauche en sautant de côté. Retomber comme il a été dit précédemment.

CHAPITRE XI

Mouvements de résistance

1. ***Extension des bras horizontalement.*** 2 élèves, A et B, étant placés en face l'un de l'autre, A fléchit le bras droit et tient la main droite de B dont le bras est tendu. Sous résistance de B, A lui fait fléchir le bras et réciproquement.

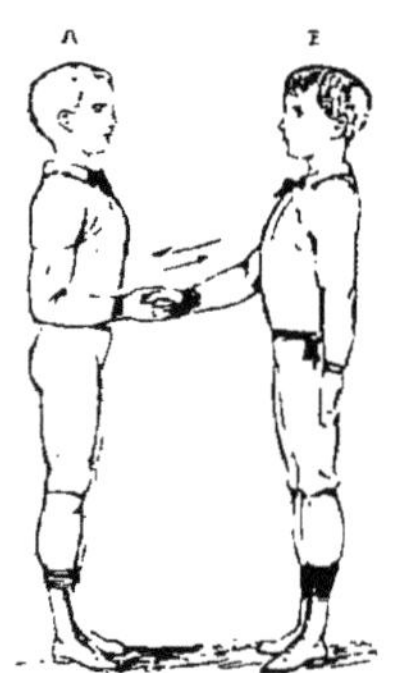

Fig. 1.

2. ***Position latérale des bras. Abaissement des bras.***

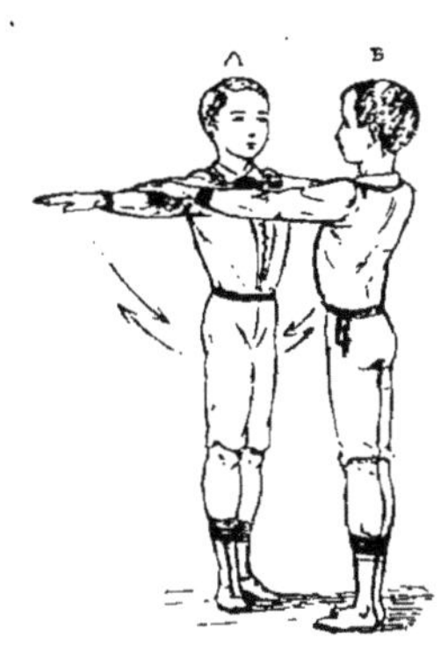

Fig. 2.

A, bras étendus latéralement, sous résistance de A, B lui abaisse les bras. A relève les bras sous résistance de B.

3. *Mains aux épaules.* ***Extension des bras en haut.***

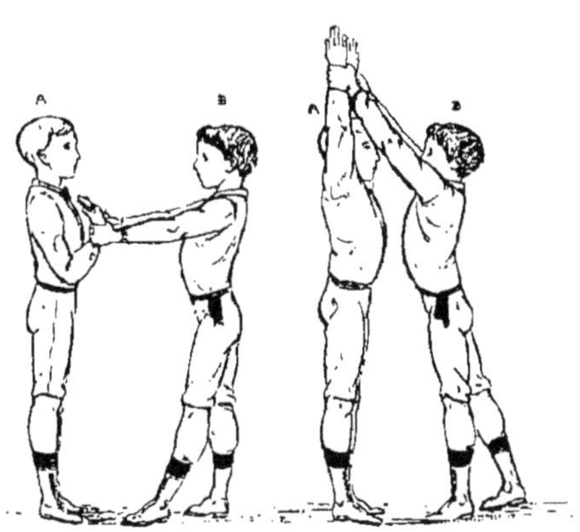

Fig. 3.

B avance le pied gauche et prend les poignets de A.
A lève lentement les bras sous résistance de B.
B abaisse les bras de A sous résistance de ce dernier.

4. *Abaissement du genou.*

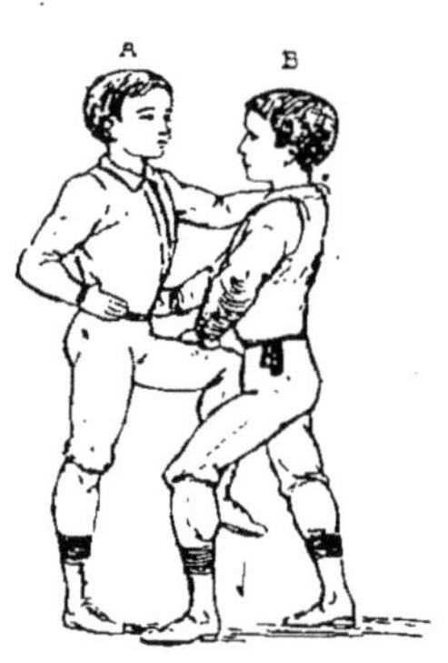

Fig. 4.

A. Main droite sur hanche. Élévation du genou gauche. Main gauche sur épaule droite de B placé en face de lui.

B. Fente par le pied gauche, main droite sur hanche de A et main gauche sur le genou de A.

B abaisse le genou de A sous résistance de ce dernier. A relève le genou sous résistance de B.

5. *Bras étendus verticalement*. ***Flexion en avant et en arrière*** en 4 temps.

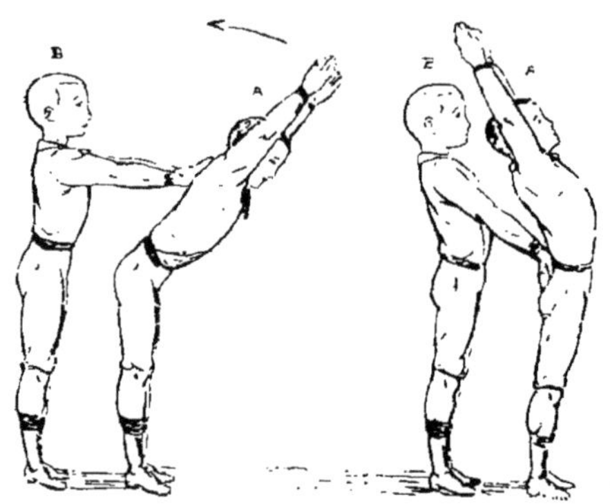

Fig. 5.

A étend les bras verticalement et fait la flexion du corps en avant et en bas.

A se relève, tandis que B, placé derrière lui, les mains sur son dos, lui oppose une légère résistance. A se courbe en arrière.

B porte les mains en bas des reins de A et sert de point d'appui au mouvement. A se relève.

6. *Bras étendus verticalement. Pieds écartés.* ***Élévation sur la pointe des pieds et extension de la colonne vertébrale*** en 2 temps.

A et B se placent l'un derrière l'autre.

A étend les bras verticalement et saisit les poignets de B.

1er TEMPS : Élévation sur la pointe des pieds et extension de la colonne vertébrale, tête droite.

2e TEMPS : Revenir à la première position.

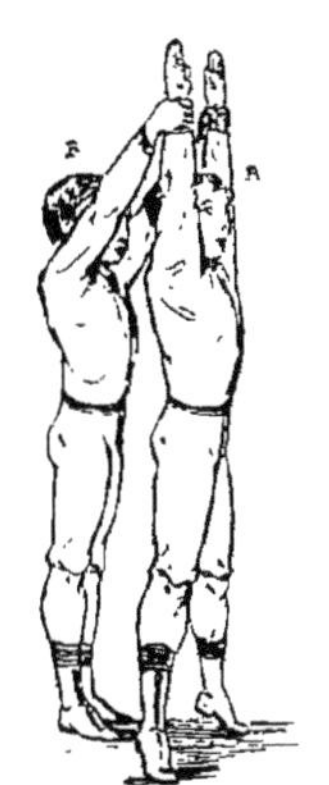

Fig. 6.

7. *Bras étendus verticalement.* **Flexion latérale.**

A étend les bras verticalement.

B saisit A par les poignets.

A se courbe à gauche, B résiste avec mesure.

A retourne à la position verticale sous résistance de B.

A se courbe à droite, B résiste.

A se relève, B résiste.

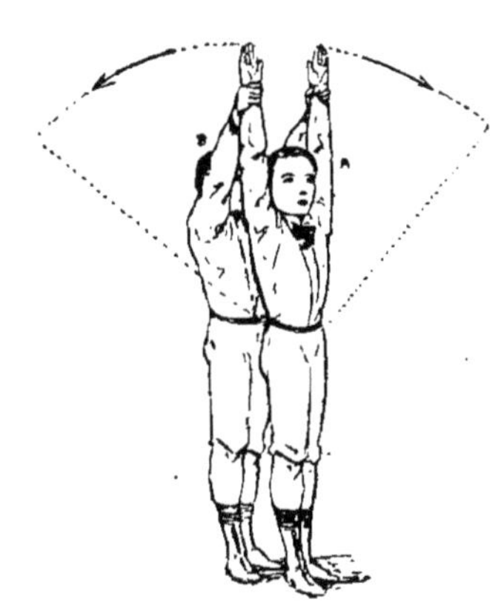

Fig. 7.

8. *Bras demi-fléchis au-dessus de la tête.* **Flexion et extension des genoux** en 3 temps.

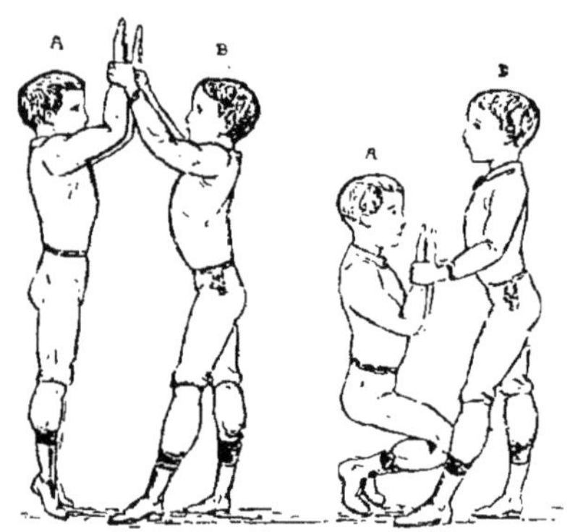

Fig. 8.

A étend les bras au-dessus de la tête.

B avance le pied gauche et saisit les poignets de A, de façon à avoir son pouce en dessous et les autres doigts en dessus.

1er TEMPS : A s'élève sur la pointe des pieds.

2e TEMPS : A plie les genoux.

3e TEMPS : A les étend, tandis que B résiste.

9. *Mains sur hanches.* **Dilatation du thorax** en 2 temps.

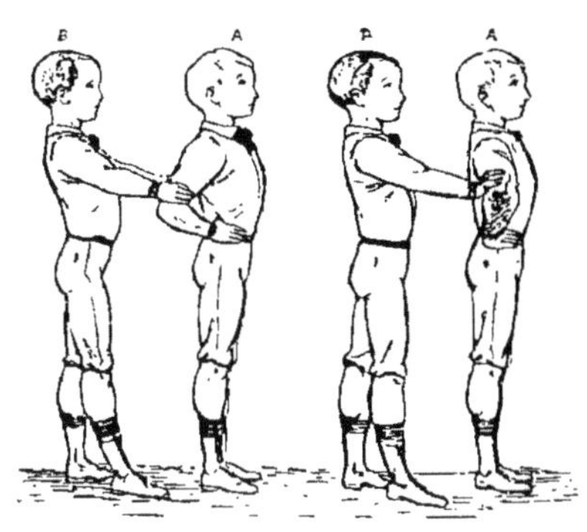

Fig. 9.

A et B se placent l'un derrière l'autre.

A mains sur hanches, B avance le pied gauche et saisit les coudes de A, le pouce en arrière et les autres doigts en avant.

1er TEMPS : B porte en arrière lentement et avec précaution les coudes de A, pendant que A fait une profonde inspiration.

2e TEMPS : A fait une courte et vigoureuse expiration en portant les bras en avant, sans que B y oppose résistance.

CHAPITRE XII

Mouvements avec appui

Série de mouvements avec appui (sol, mur, banc, appui humain, etc....)

Différentes positions nécessaires pour exécuter ces mouvements.

1. *Position couchée abdominale.*

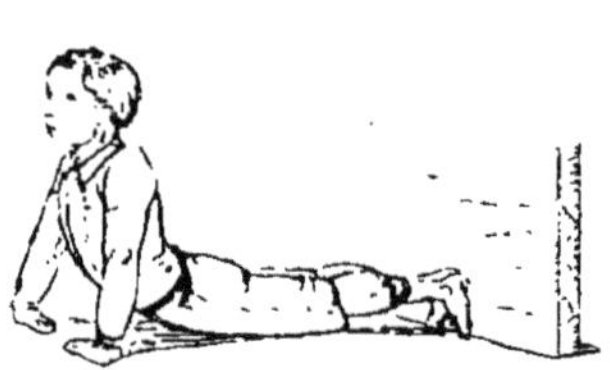

Fig. 1.

Se coucher sur le ventre, les mains tournées en dedans et reposant sur le sol, les bras tendus et à écartement des épaules, les pieds appuyés contre le mur.

2. *Appui tendu abdominal.*

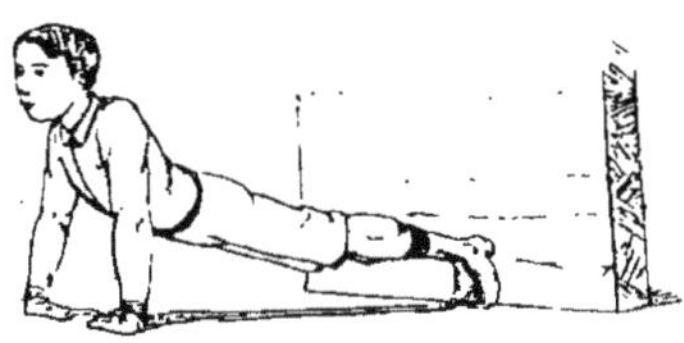

Fig. 2.

Porter les mains à terre les bras à écartement des épaules, le bout des doigts se faisant face. Allonger les jambes et s'appuyer sur la pointe des pieds.

3. *Appui tendu sur le côté, ou appui tendu costal.*

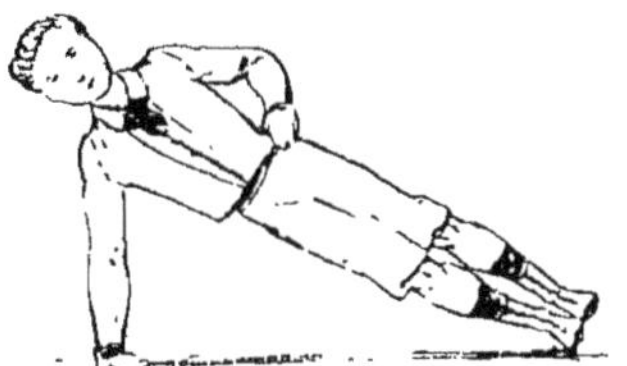

Fig. 3.

Cette position dérive de l'appui tendu abdominal. Au commandement : une, deux, tourner le corps de côté, un bras allongé, la main reposant sur le sol, l'autre main sur la hanche et les pieds réunis, reposant l'un sur l'autre. Même mouvement sens opposé.

4. *Position couchée dorsale.*

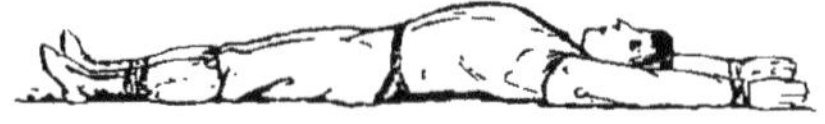

Fig. 4.

Se coucher sur le dos, les bras allongés au-dessus de la tête, les paumes des mains se faisant face.

5. ***Position assise.***

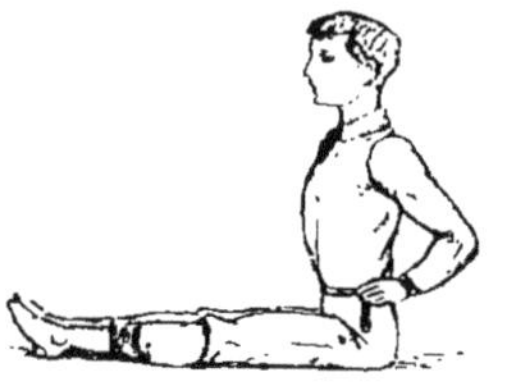

Fig. 5.

Les jambes étendues, mains sur hanches, le corps droit.

EXERCICES

1. *Position couchée abdominale.* **Mains sur hanches** en 2 temps.

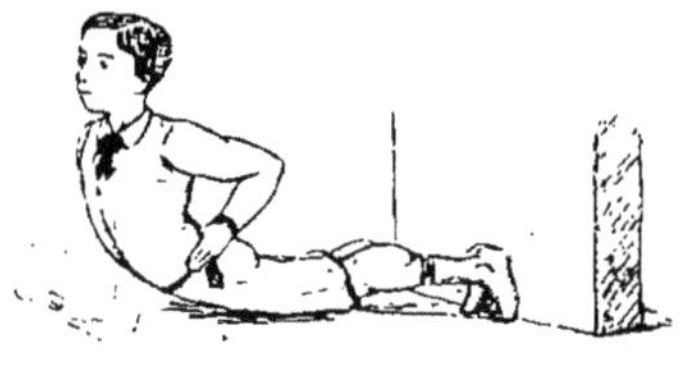

Fig. 1.

1er TEMPS : Porter les mains aux hanches.

2e TEMPS : Revenir à la première position.

2. *Position couchée abdominale.* **Mains aux épaules** en 2 temps.

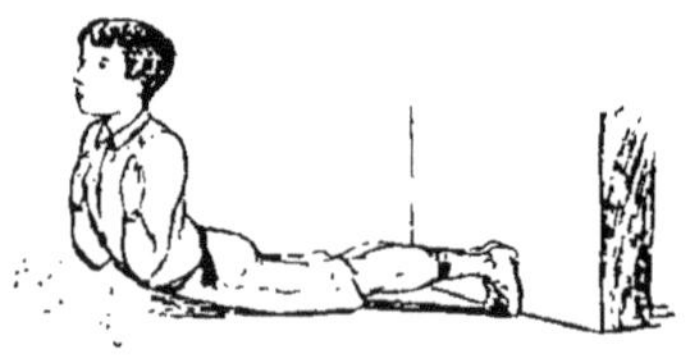

Fig. 2.

3. *Position couchée abdominale.* **Mains sur nuque** en 2 temps.

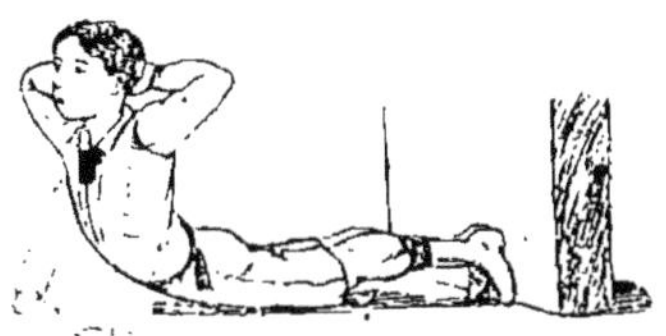

Fig. 3.

4. *Appui tendu abdominal.* **Rotation de la tête** en 4 temps.

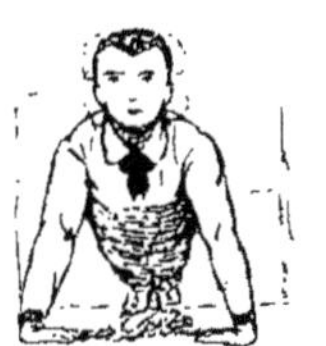

Fig. 4.

5. *Appui tendu abdominal.* **Flexion et extension des bras** en 2 temps.

1er TEMPS : Fléchir les bras.

2e TEMPS : Revenir à la première position.

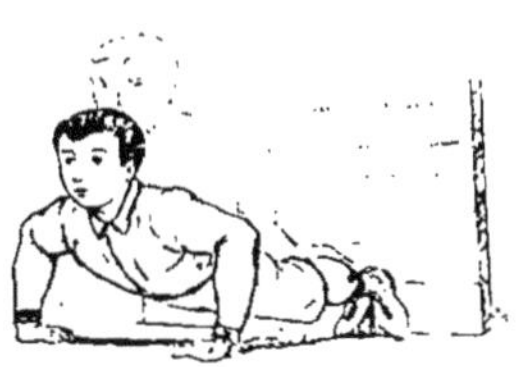

Fig. 5.

6. *Position couchée dorsale.* **Élévation des jambes** en 2 temps.

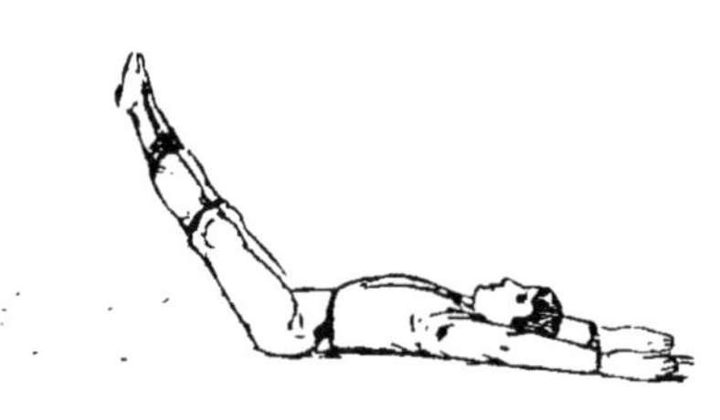

Fig. 6.

1er TEMPS : Élever les jambes le plus possible et bien tendues. (Modérer ce mouvement chez les jeunes filles.)

2e TEMPS : Revenir à la première position.

7. *Appui tendu sur le côté.* **Extension d'un bras** en 2 temps.

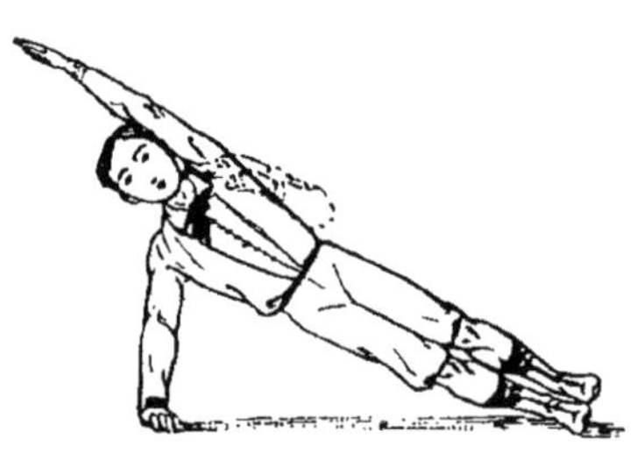

Fig. 7.

1er TEMPS : Étendre le bras.

2e TEMPS : Revenir à la première position.

Changer de côté en passant par la position couchée abdominale et faire des extensions de l'autre bras.

8. *Appui tendu sur le côté. Main sur hanche.* **Élévation de la jambe** en 2 temps.

1er TEMPS : Élever la jambe.

2e TEMPS : Revenir à la première position.

Changer de côté en passant par la position couchée abdominale.

Même mouvement avec le bras étendu verticalement.

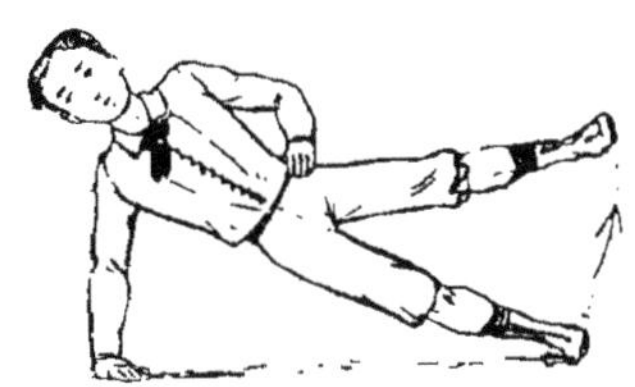

Fig. .

9. *Position assise sur sol. Mains sur hanches.* **Demi-flexion du corps en arrière** en 2 temps.

1er TEMPS : Porter le corps en arrière.

2e TEMPS : Revenir à la première position.

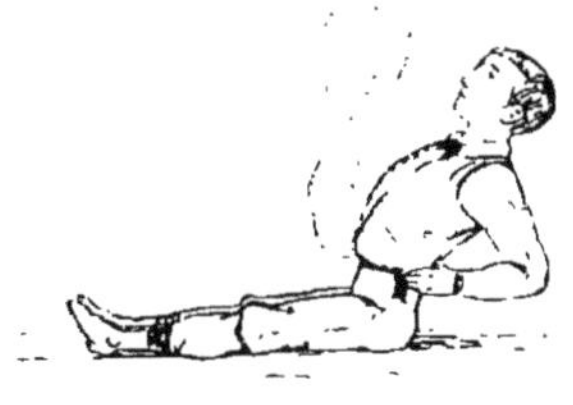

Fig. 9.

Ce mouvement peut se faire mains sur nuque.

10. *Pieds ouverts. Mains aux épaules.* Les élèves étant placés à environ 60 centimètres du mur. *Extension des bras verticalement.* ***Demi-flexion du corps en arrière les mains touchant le mur*** en 2 temps.

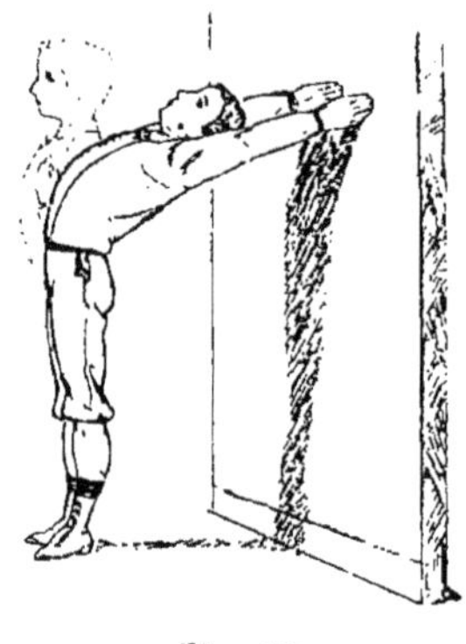

Fig. 10.

1er TEMPS : Fléchir le plus possible le buste en arrière.

2e TEMPS : Revenir à la première position.

Ce mouvement se fait aussi pieds écartés.

11. *Même mouvement de* ***demi-flexion du corps avec élévation sur la pointe des pieds.***

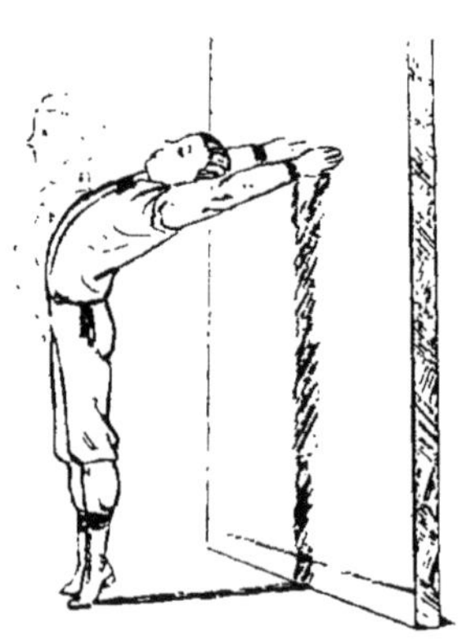

Fig. 11.

Ce mouvement se fait aussi pieds écartés.

12. *Même mouvement avec* ***élévation des genoux alternativement*** en 2 temps.

1er TEMPS : Élever un genou la pointe du pied tombant naturellement.

2e TEMPS : Revenir à la première position.

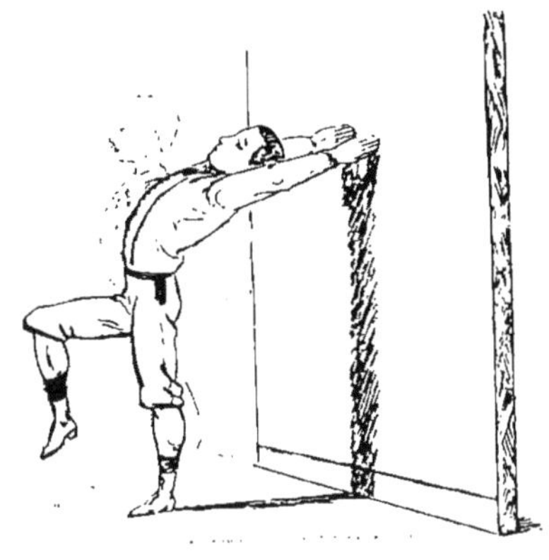

Fig. 12.

13. *Position couchée abdominale. Corps sur banc.* **Mains sur hanches** en 2 temps.

Même mouvement avec mains aux épaules et mains au thorax.

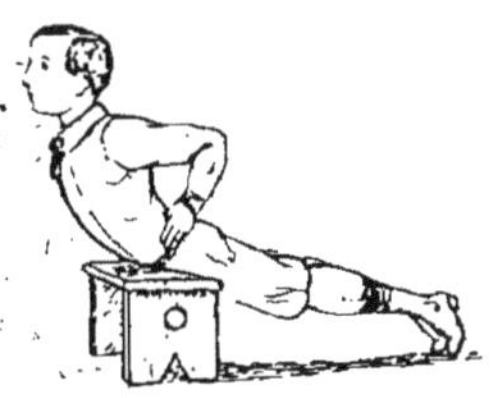

Fig. 13.

14. *Appui tendu abdominal. Mains sur banc* **Flexion des bras** en 2 temps.

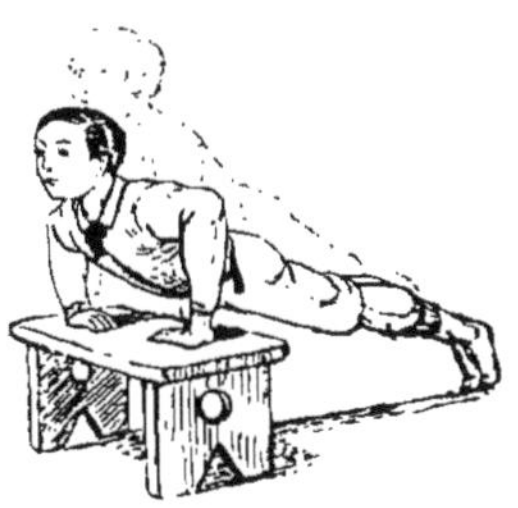

Fig. 14.

15. *Position couchée abdominale. Corps sur banc et appui humain. Mains aux épaules.* ***Extension des bras verticalement*** en 2 temps.

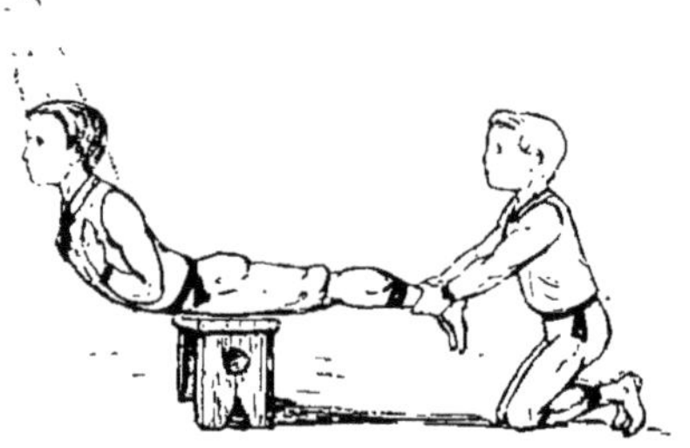

Fig. 15.

Même mouvement avec mains au thorax.

16. *Appui tendu abdominal.* **Pieds sur banc.**

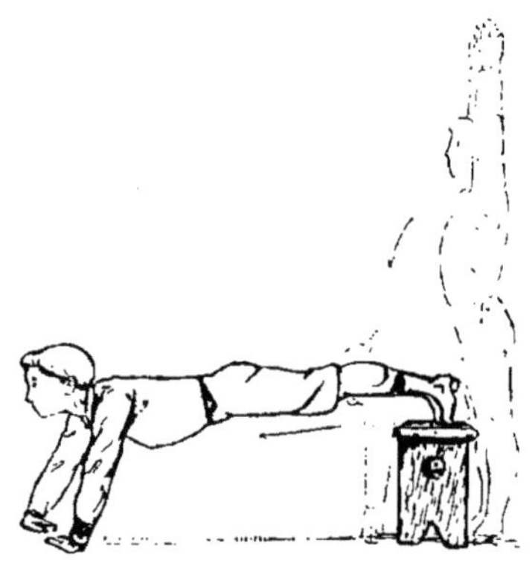

Fig. 16.

A ce commandement, l'élève placé devant le banc fait un mouvement de flexion du corps en avant, pose les mains à terre et avance progressivement sur celles-ci de façon à porter les pieds sur le banc.

Il se relève en avant du banc pour se remettre debout.

Dans cette position, on peut faire *des rotations de tête et des flexions de bras.*

17. *Mains sur hanches. Assis à cheval sur banc.* **Rotation du corps à droite et à gauche** en 4 temps.

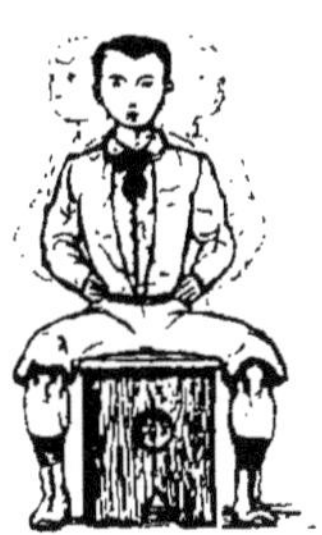

Fig. 17.

18. *Appui tendu sur le côté. Une main sur banc, l'autre sur hanche.* **Élévation de la jambe** en 2 temps.

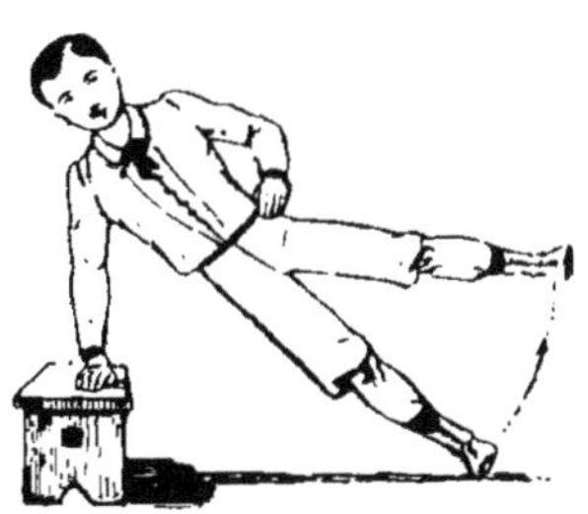

Fig. 18.

REMARQUE. — Les mouvements 15, 16, 19, sont plutôt spéciaux aux garçons seulement.

19. *Mains sur hanches. Un pied sur banc. Fente en avant. Appui humain.* **Rotation de la tête** en 4 temps.

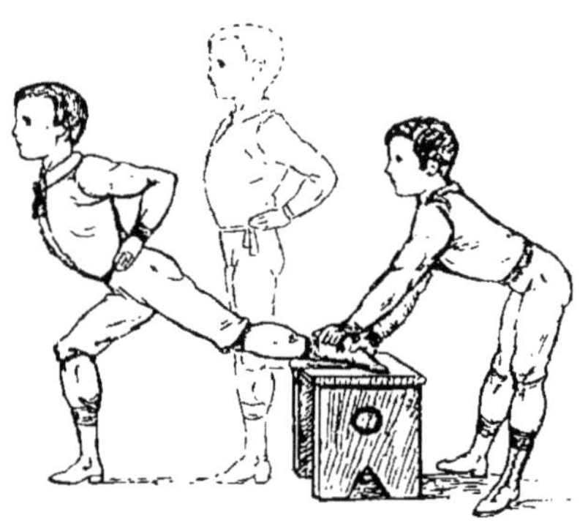

Fig. 19.

Ce mouvement peut aussi se faire avec extension de bras verticalement et latéralement.

20. *Mains sur hanches.* ***Flexion du corps en arrière*** en 2 temps.

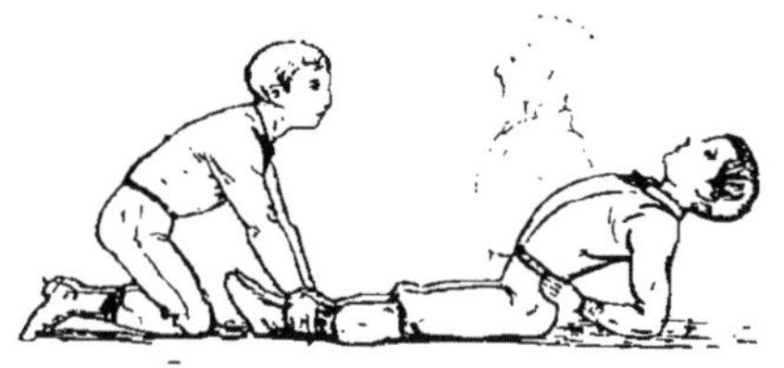

Fig. 20.

Un élève tient les pieds de celui qui exécute ce mouvement. Ils se remplacent tour à tour.

21. *Mains aux épaules. Bras étendus verticalement. Appui humain.* **Demi-flexion du corps en arrière.**

A et B se faisant face se tiennent les mains, pendant que l'élève placé entre eux, position dorsale, exécute des demi-flexions en arrière.

Ce mouvement peut se faire pieds écartés.

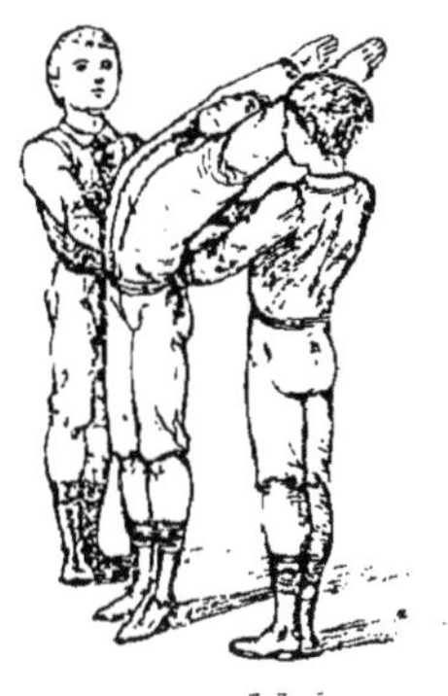

Fig. 21.

22. *Franchir un obstacle* (banc ou table, mains à l'appui) *de gauche à droite et de droite à gauche* en 2 temps.

1er TEMPS : Mettre les mains sur le banc pieds à terre, le corps étant en position abdominale.

2e TEMPS : Franchir l'obstacle en sautant soit à droite, soit à gauche, et tomber à terre en position costale.

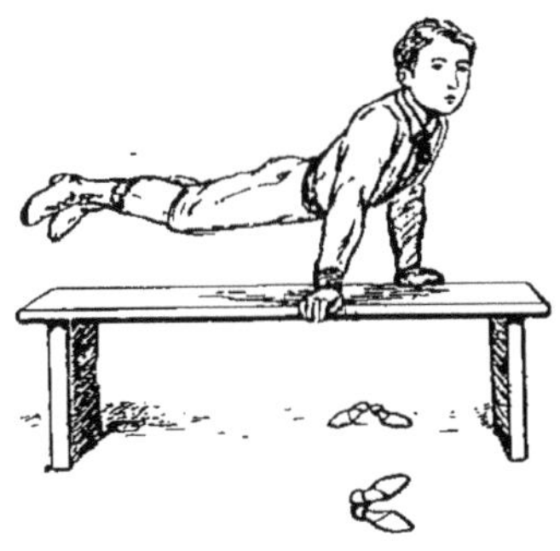

Fig. 22.

Mouvements avec appareils

ESPALIER

1. *A l'espalier.* **Marche latérale.**

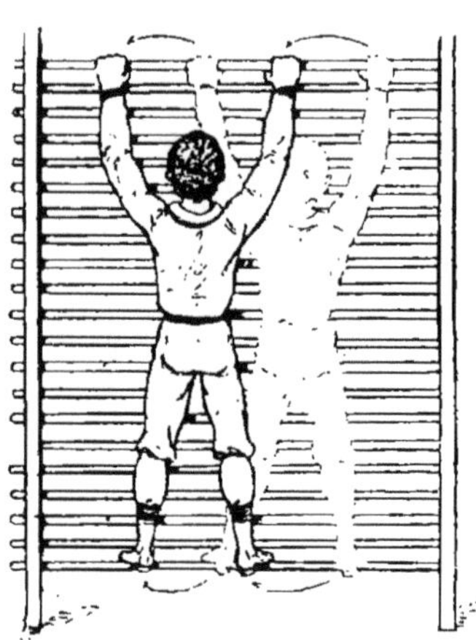

Fig. 1.

A ce commandement, l'élève avance vers l'espalier, porte les pieds sur la première traverse, et saisit avec les mains la traverse placée au-dessus de sa tête, les bras à l'écartement des épaules, le corps rapproché de l'espalier sans le toucher. Il marche latéralement à petits pas, en gardant toujours les mêmes distances entre les pieds et les mains (avoir soin que les élèves ne baissent pas la tête).

2. *A l'espalier.* **Marche verticale.**

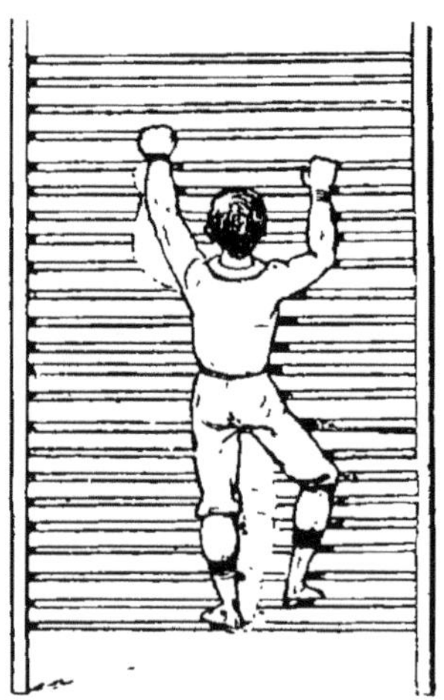

Fig. 2.

Porter le pied droit sur la première traverse, en même temps que la main gauche saisit la traverse au-dessus de la tête. Continuer le mouvement avec pied et main contraires et descendre de même.

3. *A l'espalier*. **Monter et descendre les mains.**

L'élève se place comme pour la marche latérale et descend les mains progressivement de façon à les rapprocher le plus possible des pieds. Tendre les bras et les jambes.

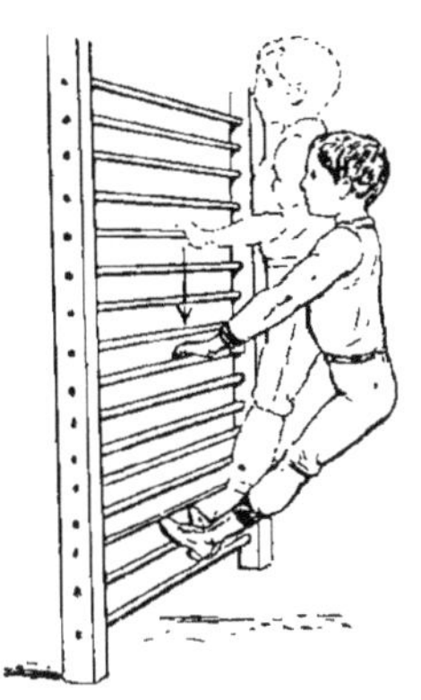

Fig. 3.

4. *A l'espalier*. **Saut en arrière et de côté en se retournant.**

Monter à l'espalier comme il a été expliqué et s'arrêter à hauteur indiquée par le professeur, mains à hauteur de la tête.

Au commandement : *sautez !* l'élève fléchit les genoux, tend les bras et saute en arrière et de côté en se retournant.

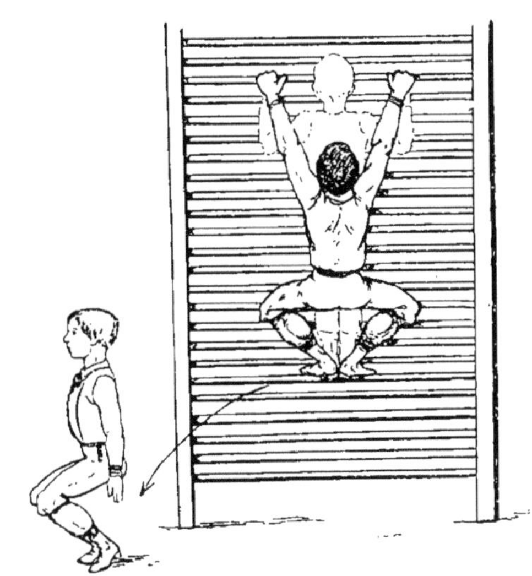

Fig. 4.

5. *A l'espalier.* **Saut de côté.**

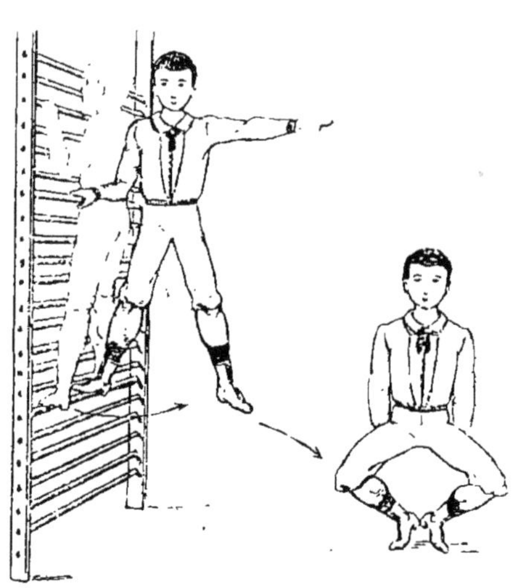

Fig. 5.

Monter à l'espalier à hauteur indiquée. Se retourner soit à gauche, soit à droite, la main droite à l'espalier, à hauteur de la hanche, l'avant-bras reposant sur l'espalier, le bras gauche étendu latéralement.

Au commandement, l'élève doit sauter comme il a été indiqué.

6. *A l'espalier.* **Extension dorsale. Élévation sur la pointe des pieds** en 2 temps.

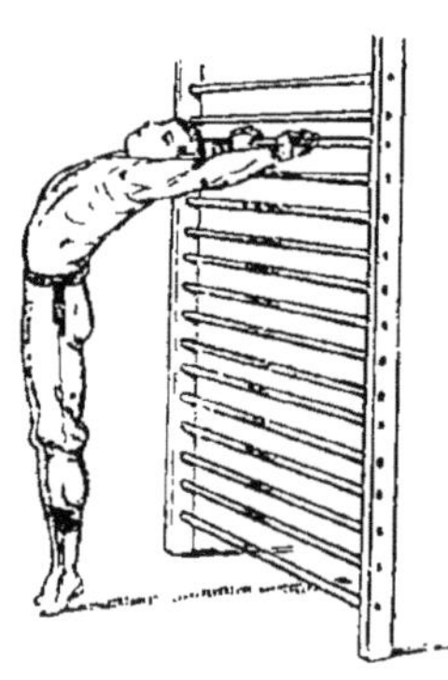

Fig. 6.

Faire placer l'élève le dos à l'espalier, les pieds à environ 60 centimètres. Élever les bras verticalement, se courber en arrière et saisir une traverse avec les mains, le pouce en dehors, les quatre doigts en dedans, mains à écartement des épaules.

Ce mouvement peut se faire pieds écartés.

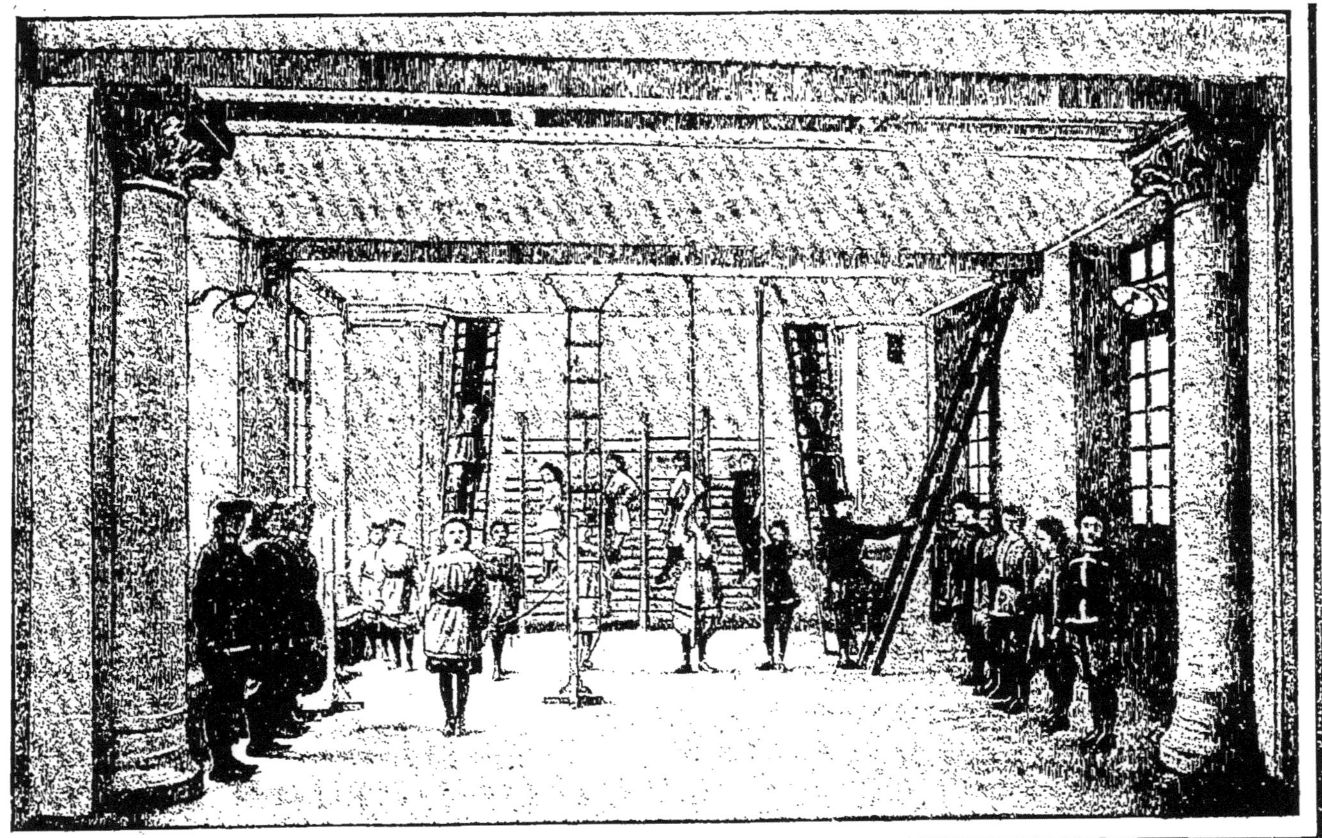

Vue prise dans un lycée de l'Académie de Paris.

7. *A l'espalier. Position dorsale.* **Élévation d'un genou. Extension de la jambe.**

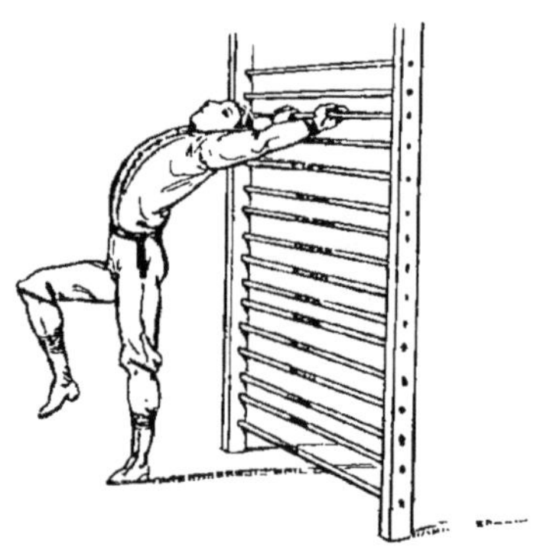

Fig. 7.

8. *A l'espalier. Suspension dorsale.* **Elévation et extension des jambes** en 4 temps.

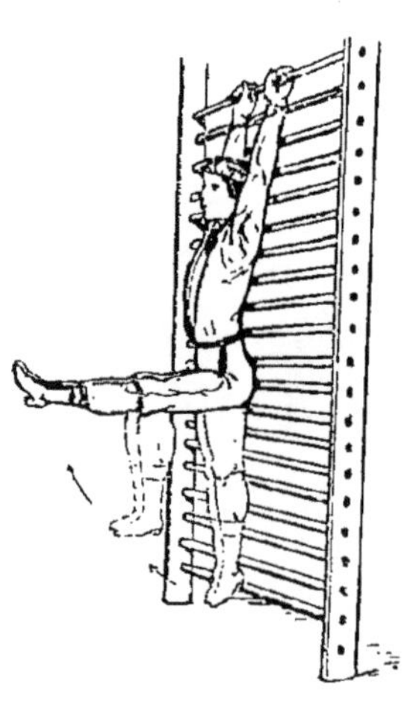

Fig. 8.

Se placer le dos à l'espalier. Saisir avec les bras bien tendus une des traverses. Porter les pieds sur l'un des premiers échelons et se suspendre par les mains.

1er TEMPS : Élever les genoux.

2e TEMPS : Étendre les jambes en avant.

3e TEMPS : Revenir à la position genoux pliés.

4e TEMPS : Revenir à la première position.

9. *A l'espalier. Extension du dos.* ***Flexion et extension des bras*** en 2 temps.

Se placer à 75 centimètres environ de l'espalier. Se renverser en arrière, saisir une traverse à hauteur de la tête et, dans cette position, faire la flexion et l'extension des bras.

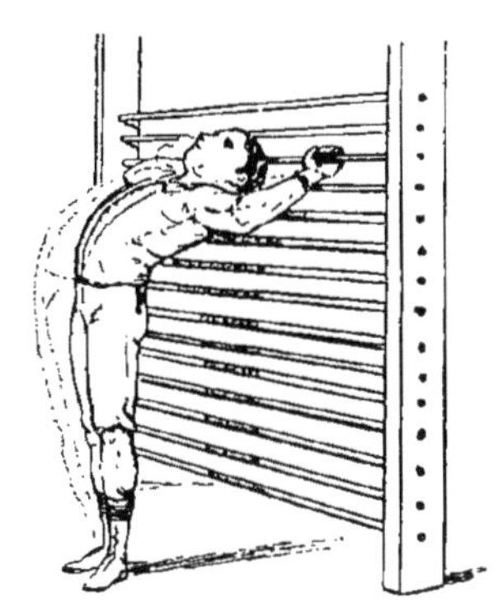

Fig. 9.

10. *A l'espalier. Suspension dorsale.* ***Élévation des genoux simultanément et alternativement*** en 2 temps.

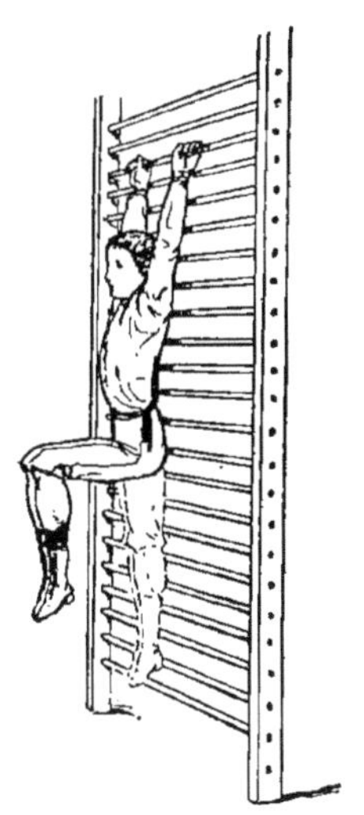

Fig. 10.

11. *A l'espalier. Position à genoux.* **Dilatation du thorax** en 2 temps.

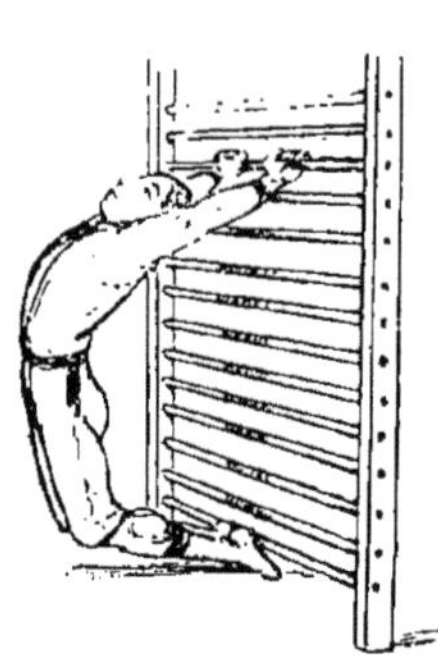

Fig. 11.

Se placer à genoux devant l'espalier, les mains aux épaules et pieds appuyés contre l'appareil. Tendre les bras verticalement, se renverser en arrière et saisir une des traverses avec les mains.

1er TEMPS : Soulever les genoux de façon à bien tendre le thorax. Profonde inspiration.

2e TEMPS : Revenir à la première position et faire une courte expiration.

12. *A l'espalier. Suspension dorsale.* **Saut en avant.**

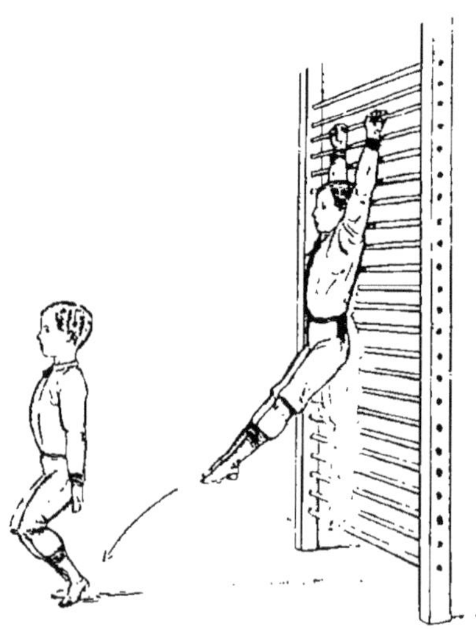

Fig. 12

Élever les deux jambes et sauter en avant sur la pointe des pieds, genoux fléchis, les bras tombant naturellement.

13. *A l'espalier. Position costale. Mains sur hanches.* **Flexion de côté** en 2 temps.

Se placer de côté, mains sur hanches.

Porter un pied sur l'espalier (3e échelon), l'autre reposant à terre à environ 75 centimètres de l'espalier, de façon que les jambes soient bien tendues.

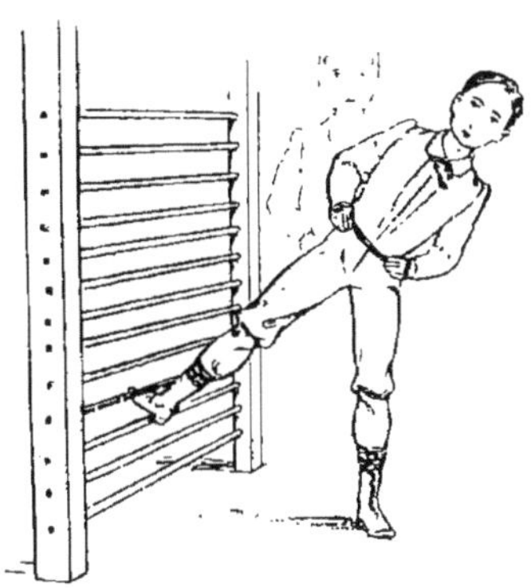

Fig. 13.

1er TEMPS : Fléchir le haut du corps.

2e TEMPS : Revenir à la première position.

Se retourner et faire le mouvement de l'autre côté.

Mêmes mouvements avec extension des bras verticalement.

2º Mains sur nuque.

14. *A l'espalier. Appui tendu sur le côté. Mains à l'épaule.* **Extension d'un bras.**

Se placer dans la position appui tendu sur le côté, de façon à pouvoir saisir une des traverses de l'espalier avec le bras bien tendu.

Même mouvement en sens opposé en passant par la position abdominale.

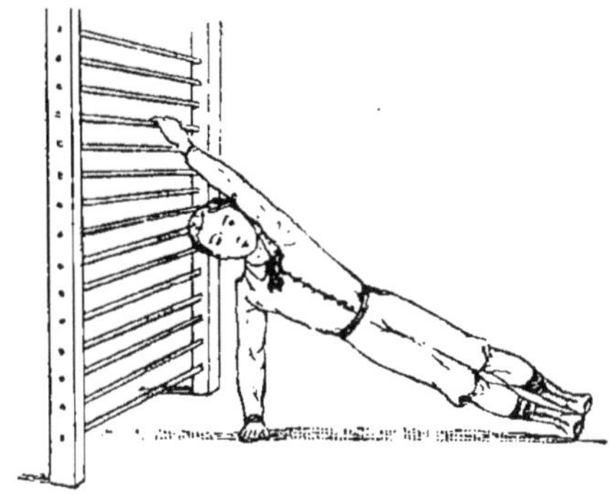

Fig. 14.

Dans cette position, *élévation d'une jambe* en 2 temps.

15. *A l'espalier. Mains sur hanches. Position dorsale.* Un pied appuyé sur un échelon. ***Fente en avant*** en 3 temps.

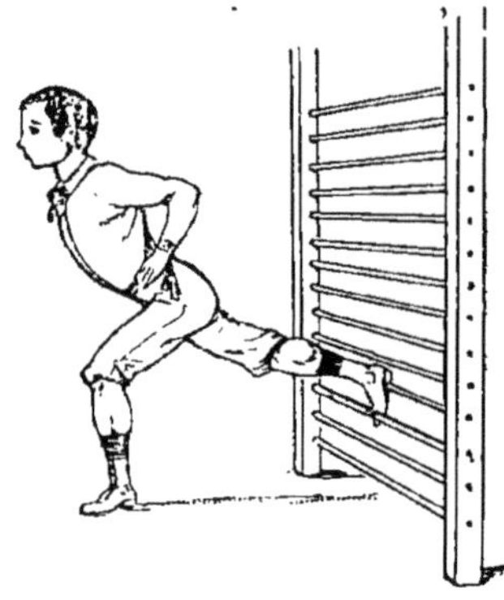

Fig. 15.

1er TEMPS : Poser le pied sur un échelon.

2e TEMPS : Fente en avant avec l'autre pied en sautant.

3e TEMPS : Revenir en arrière en sautant pour reprendre la première position.

On peut faire dans cette position :

1° Des *élévations sur la pointe du pied* ;

2° Mains aux épaules, des *extensions de bras verticalement* ;

3° Des *flexions de corps en avant et en arrière* ;

4° Mains au thorax, des *extensions latérales*.

16. *A l'espalier. Position dorsale. Fente en avant en sautant. Mains aux épaules.* **Extension verticale des bras** en 2 temps.

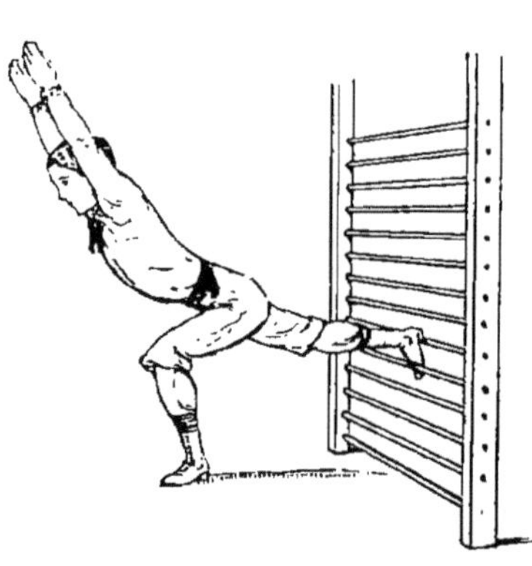

Fig. 16.

Même mouvement que figure 15.

1er TEMPS : Étendre les bras verticalement.

2e TEMPS : Revenir à mains aux épaules.

17. *A l'espalier. Position abdominale. Mains sur hanches.* **Flexion du corps en arrière** en 2 temps.

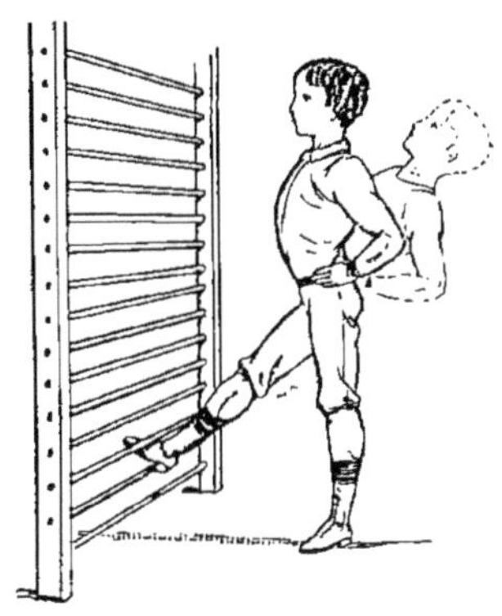

Fig. 17.

Un pied à l'échelon, l'autre à 60 centimètres, les jambes bien tendues.

Même mouvement avec bras étendus verticalement.

18. *A l'espalier. Position tendue abdominale. Pieds appuyés à l'espalier.* ***Élever les bras verticalement*** en 2 temps.

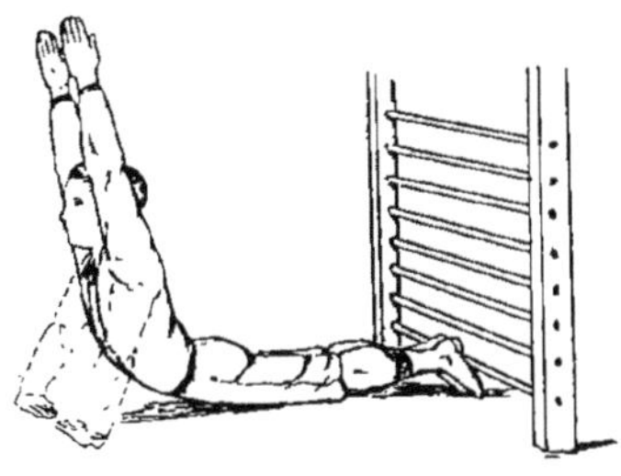

Fig. **18.**

19. *A l'espalier. Position dorsale. Mains aux épaules.* ***Dilatation du thorax*** en 8 temps.

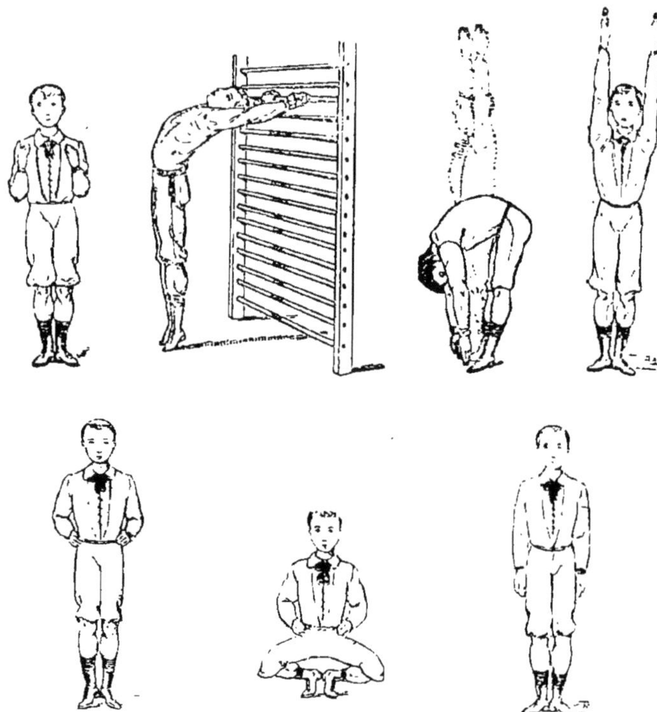

Fig. 19.

1er TEMPS : Extension des bras verticalement et saisir l'espalier de façon à dilater le thorax.

2e TEMPS : Grande flexion du corps en avant, les mains touchant le sol.

3e TEMPS : Se redresser à la position bras étendus verticalement.

4e TEMPS : Ramener les mains sur hanches.

5e TEMPS : Élévation sur la pointe des pieds.

6e TEMPS : Flexion des genoux.

7e TEMPS : Se redresser sur la pointe des pieds.

8e TEMPS : Revenir à la position réglementaire

20. A *l'espalier*. Mouvement dit : ***l'étoile***.

Monter à l'espalier. Le bras droit tendu saisit un échelon au-dessus de la tête, tandis que le pied droit tendu aussi repose sur un échelon inférieur. Étendre le bras et la jambe contraires.

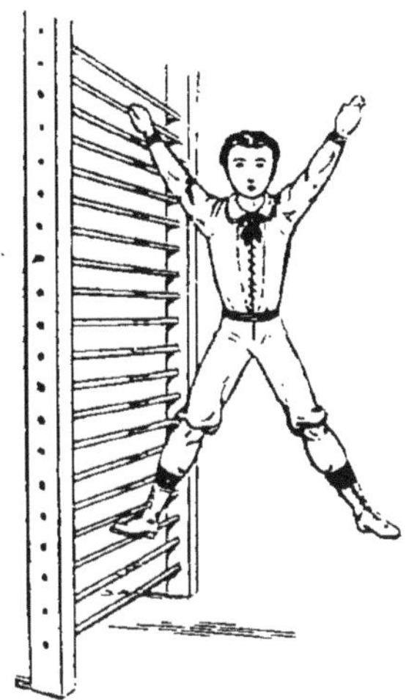

Fig. 20.

21. A *l'espalier*. *Mains terre*. **Extension du corps en haut progressivement.**

Faire placer l'élève à l'espalier en position dorsale.

Grande flexion du corps en avant et poser les mains à terre à écartement des épaules, l'extrémité des doigts se faisant face.

Placer les pieds sur un des premiers échelons et les monter progressivement en étendant les jambes le plus possible.

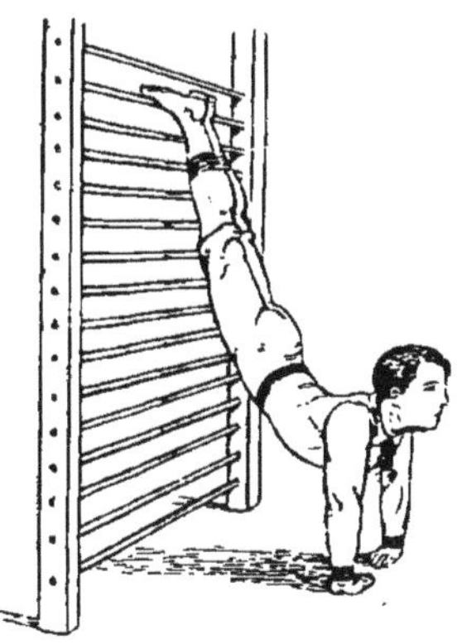

Fig. 21.

22. *A l'espalier. Mains terre.* **Extension du corps en arrière (renversement).**

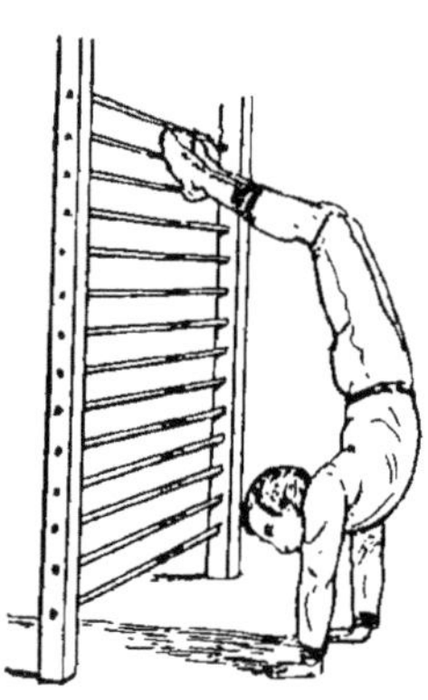

Fig. 22.

Placer l'élève en position abdominale à l'espalier à environ 75 centimètres, lui faire faire une grande flexion du corps en avant et placer les mains à terre à écartement des épaules, et soulever le corps de façon à poser les pieds sur une des traverses de l'espalier, de façon que l'élève se tienne en position dorsale.

L'élève peut faire des flexions et extensions de bras.

Remarque. — Mouvement 21 et 22 à faire exécuter seulement aux garçons. Éviter de laisser longtemps les élèves dans cette position qui pourrait les congestionner.

BOMME

Pour exécuter les différents mouvements de suspension à cet appareil, l'élève vient se placer face au bomme et le saisit des deux mains à écartement des épaules.

Différentes manières de placer les mains d'après la méthode suédoise.

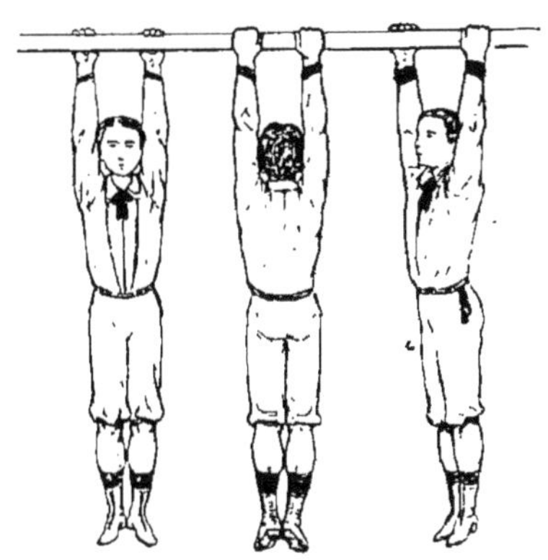

1. *Au bomme.* ***Suspension abdominale.*** Bras tendus à écartement des épaules, corps en avant, talons terre.

Dans cette position, faire des élévations alternatives de jambes et des rotations de tête.

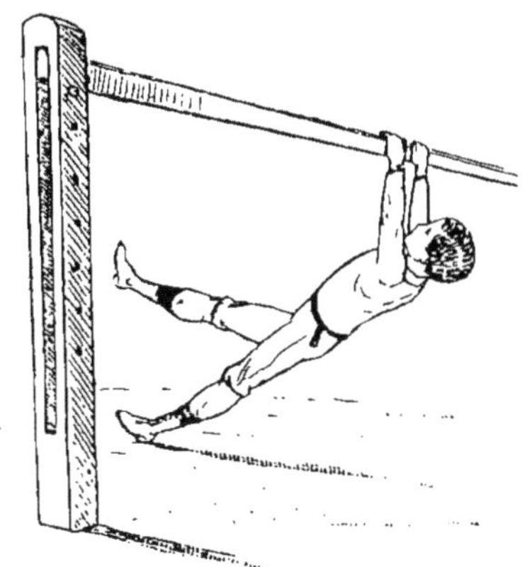

Fig. 1.

2. *Au bomme. Suspension abdominale.* Bras tendus, corps en avant. ***Marche latérale*** à gauche ou à droite.

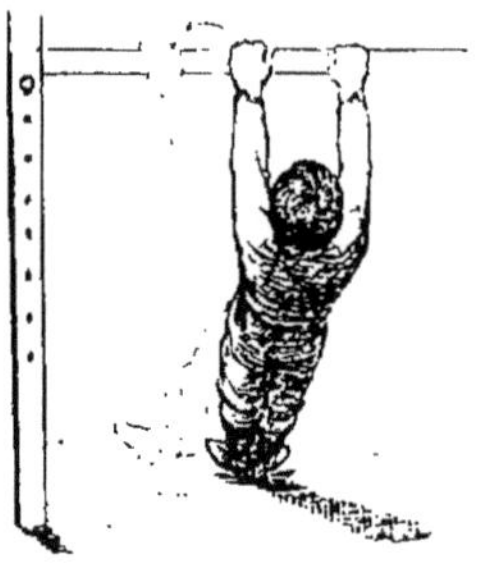

Fig. 2.

Porter en même temps le pied gauche et la main gauche à gauche, avancer ensuite le pied droit et la main droite à gauche, pour reprendre la première position, continuer ce mouvement d'après le commandement du professeur.

3. *Au bomme.* ***Suspension assis terre.*** Jambes en avant.

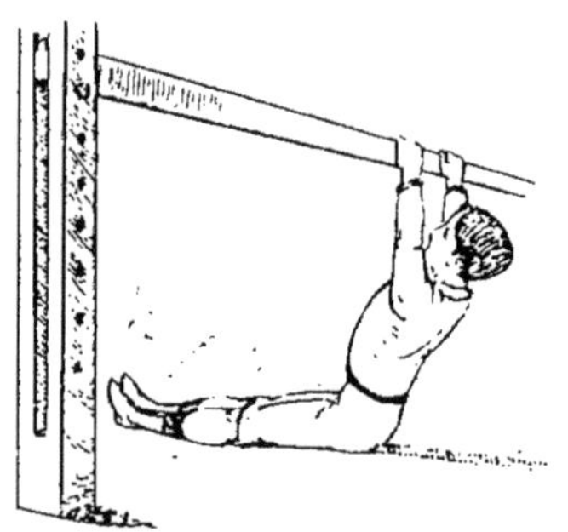

Fig. 3.

Dans ce mouvement faire exécuter :

Élévations de jambes en 2 temps.

Rotation de tête en 4 temps.

4. *Au bomme.* **Suspension abdominale.** Bras fléchis. Jambes en avant. Talons terre.

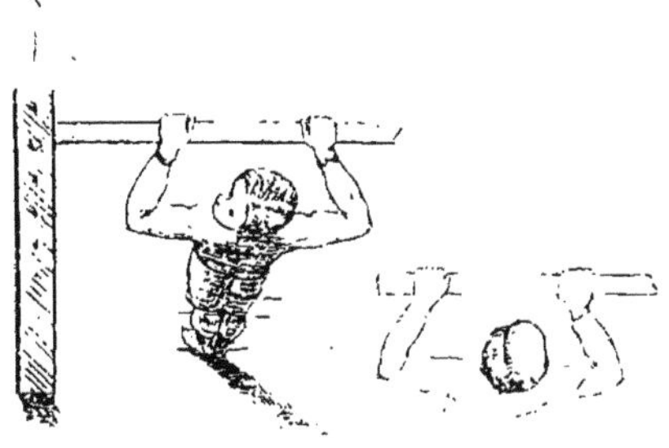

Fig. 4.

Dans cette position faire exécuter :

Rotation de la tête en 4 temps.
Élévation alternative des jambes en 2 temps.

5. *Au bomme.* **Suspension à genoux.**

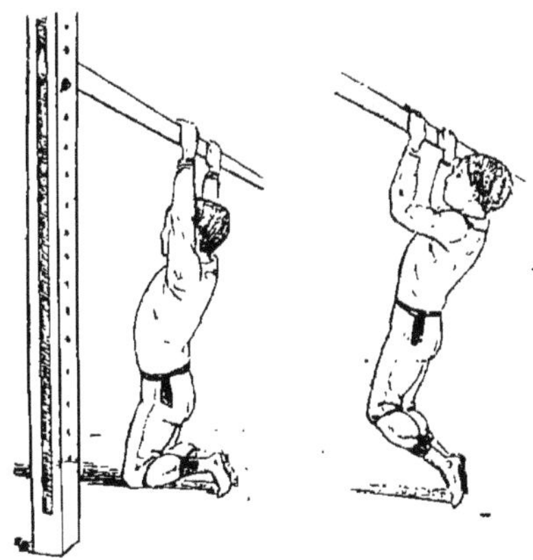

Fig. 5.

Faire exécuter :

Flexion et extension des bras en 2 temps.
Rotation de tête à droite et à gauche en 4 temps.

6. *Au bomme.* **Suspension abdominale.** Bras tendus. Corps en arrière, reposant sur la pointe des pieds.

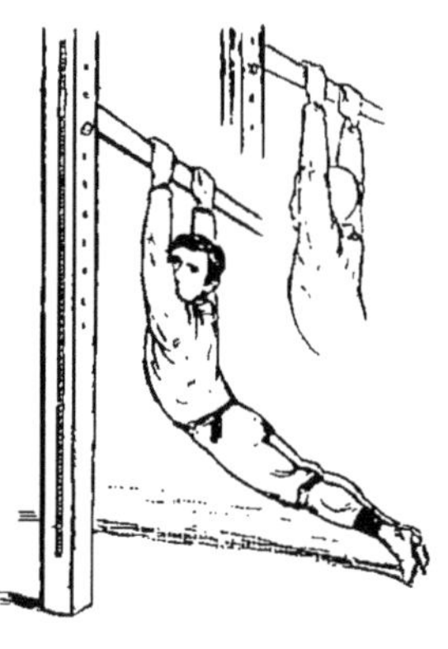

Fig. 6.

Porter les pieds en arrière, de manière que les jambes soient bien tendues : les ramener de la même façon.

Dans cette position :

1° *Rotation de la tête* en 4 temps ;

2° *Flexion et extension des bras* en 2 temps.

7. *Au bomme.* **Suspension abdominale.**

Passage de la position corps arrière à corps avant et vice versa.

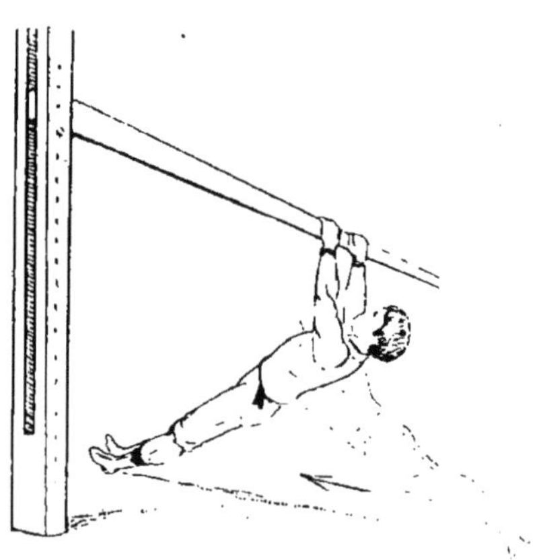

Fig. 7.

Pour exécuter ce mouvement, il faut fléchir légèrement les bras.

8. *Au bomme.* Pieds écartés. Mains aux épaules. *Position dorsale. Reins appuyés.*

Extension des bras verticalement en 2 temps.

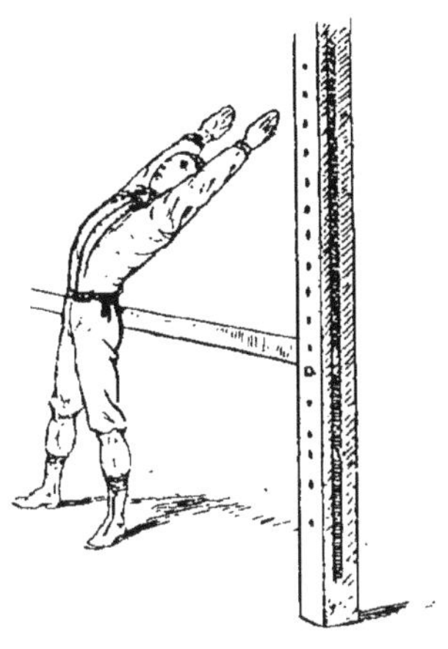

Fig. 8.

8 *bis. Bras étendus verticalement.* **Flexion du corps en arrière** en 2 temps.

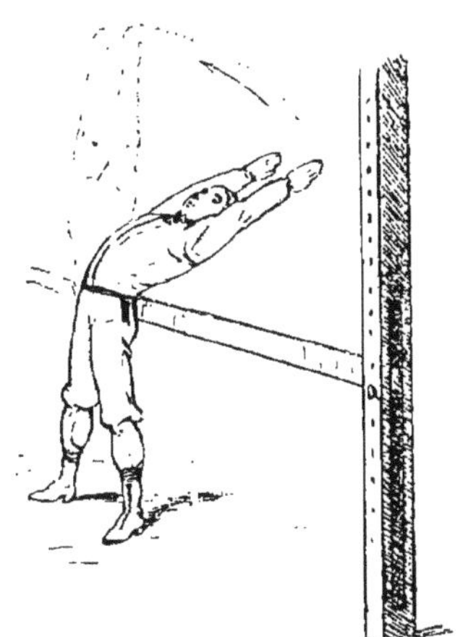

Fig. 8 *bis.*

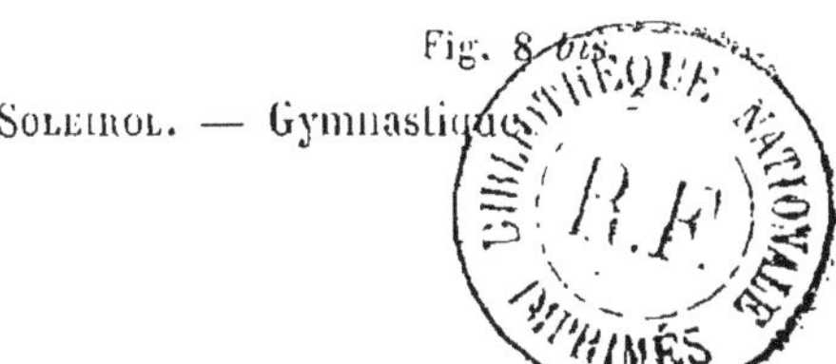

9. *Au bomme. Appui costal*, main contraire au bomme sur la hanche, l'autre à la nuque.

Flexion du corps, du côté, en 2 temps.

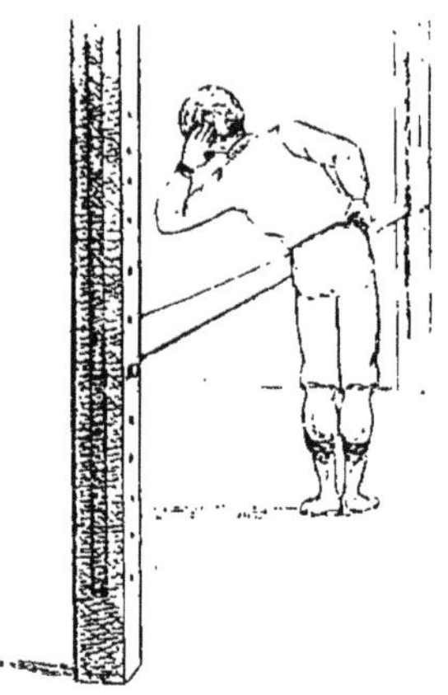

Fig. 9.

Dans la même position. *Élévation de la jambe opposée au bomme.*

10. *Au bomme. Appui costal.* Extension verticale des bras. ***Flexion du corps, du côté appuyé***, en même temps qu'***élévation de la jambe opposée***.

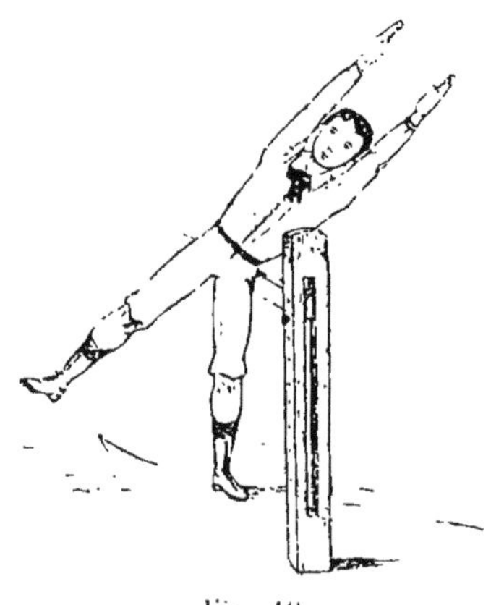

Fig. 10.

Exécuter ce mouvement alternativement.

11. ***Saut au bomme, mains appuyées***, en 3 temps.

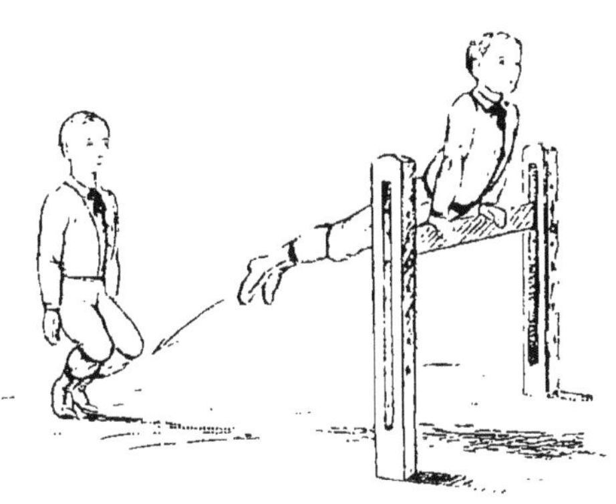

Fig. 11.

1er TEMPS : Demi-flexion des jambes, pieds ouverts.

2e TEMPS : Sauter sur le bomme et s'y maintenir, le buste droit et les jambes en arrière. (Éviter de baisser la tête.)

3e TEMPS : Revenir à la première position en sautant en arrière comme il a été expliqué pour les sauts, avec flexion sur la pointe des pieds.

12 et 13. ***Saut au bomme. Même mouvement avec un pas d'élan*** en 2 temps.

Passer de la position abdominale à la position dorsale en 4 temps.

1er TEMPS : Sauter sur le bomme, comme il a été expliqué.

2e TEMPS : Changer les mains, les 4 doigts dessous et le pouce en dessus.

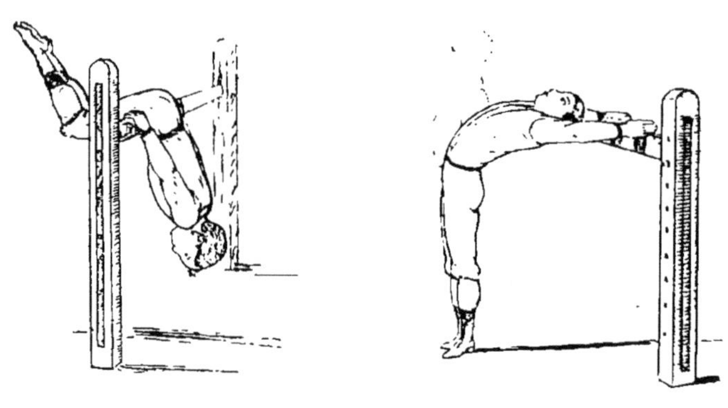

Fig. 12. Fig. 13.

3e TEMPS : Faire tourner le corps autour du bomme pour revenir à terre à la position dorsale, le corps fléchi en arrière et les bras tendus, mains reposant sur le bomme.

4e TEMPS : Reprendre la position réglementaire.

14. *Saut au bomme.* Main droite ou gauche appuyée sur bomme. ***Passage de la position costale à la position abdominale*** et vice versa, en 2 temps.

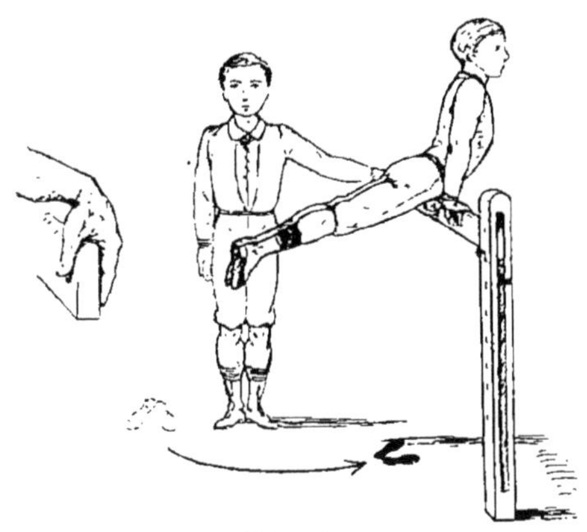

Fig. 14.

1er TEMPS : Exécuter un quart de tour à droite ou à gauche pour sauter sur le bomme.

2e TEMPS : Revenir à la première position en sautant en arrière avec un quart de tour à gauche ou à droite.

15. ***Saut au bomme, suspension transverse sans toucher sol***, en 4 temps.

1er TEMPS : Faire une demi-flexion des genoux avec jet des bras au-dessus de la tête.

2e TEMPS : Saisir le bomme, mains opposées.

3e TEMPS : Sauter à terre.

4e TEMPS : Reprendre la position réglementaire.

Même saut au bomme avec suspension abdominale.

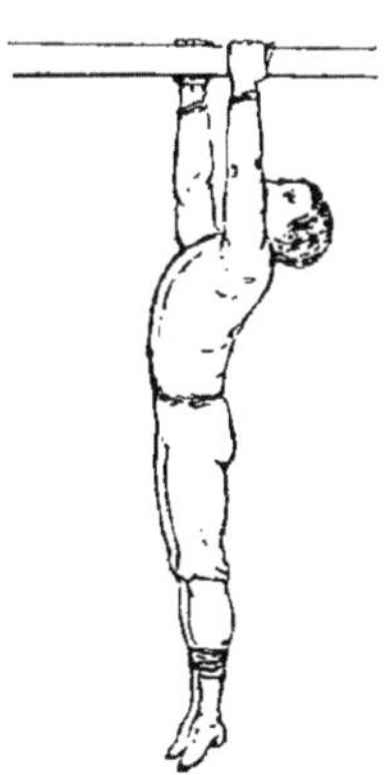

Fig. 15.

16. *Équilibre au bomme, marche en avant.*

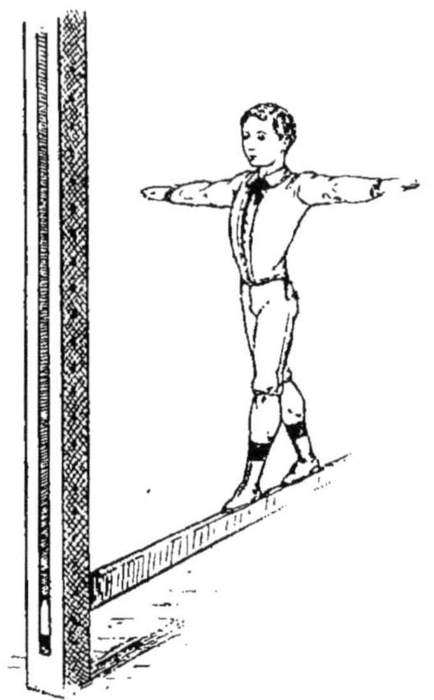

Fig. 16.

Monter sur le bomme et marcher en avant, le corps bien en équilibre, la tête droite et les bras étendus latéralement.

Ce mouvement peut se faire en arrière.

Il peut aussi s'exécuter en fléchissant la jambe sur laquelle porte le poids du corps.

REMARQUE. — Ne pas placer le bomme trop haut, le placer à peu près à 20 centimètres du sol.

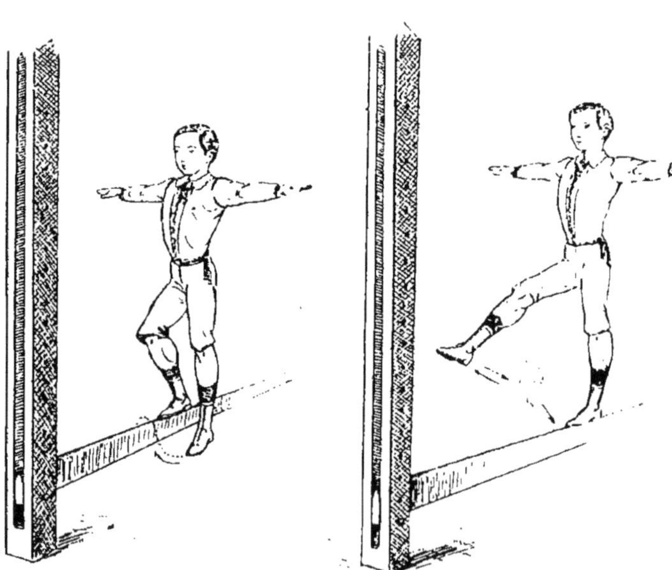

Fig. 16 *bis*. Fig. 16 *ter*.

17. *Suspension abdominale transverse*, bomme pris entre les mains. ***Marche en arrière, pieds appuyés.***

Avancer en même temps le pied et le bras du même côté alternativement (bras demi-fléchis et les talons reposant bien sur le sol).

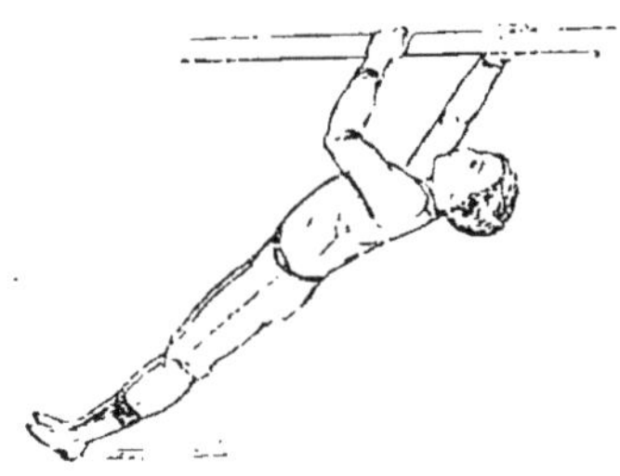

Fig. 17.

Même mouvement sans l'aide des pieds.

18. *Au bomme.* ***Passage de la position abdominale debout à la position abdominale renversée, mains sur terre.***

Pour exécuter ce mouvement qui doit être fait rapidement, se placer face au bomme (le bomme à hauteur de l'abdomen), les bras étendus verticalement.

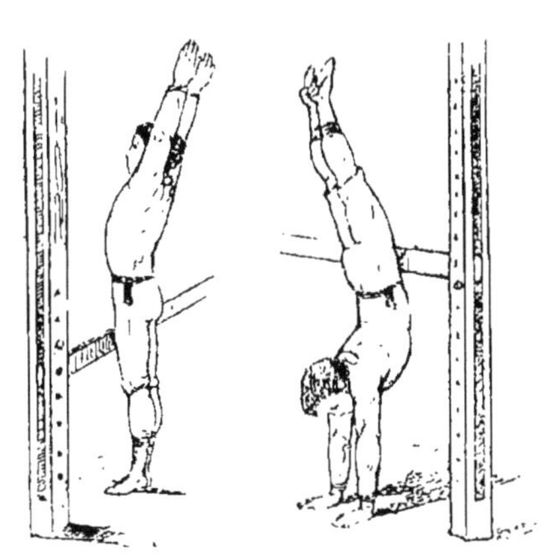

Fig. 18.

Faire une grande flexion du corps en avant, en posant les mains à terre à écartement des épaules, les jambes étendues. Revenir à la première position.

Remarque : Faire exécuter ce mouvement aux garçons seulement.

19. *Au bomme.* ***Franchir le bomme à droite ou à gauche et en arrière.***

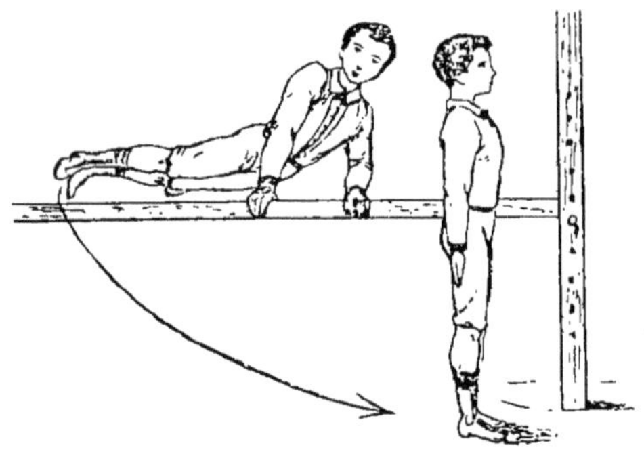

Fig. 19.

Sauter sur le bomme en position tendue abdominale et le franchir en même temps, pour retomber en position costale.

BOMME DOUBLE

1. *Au bomme double.* ***Franchir le bomme à droite et à gauche*** en 2 temps.

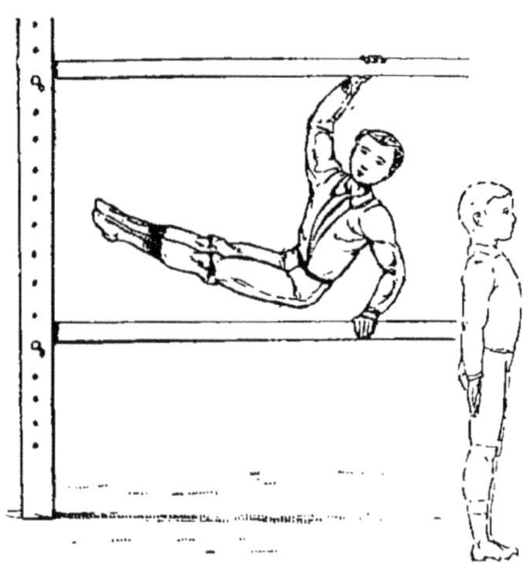

Fig. 1.

Saisir le bomme supérieur d'une main, l'autre saisissant le bomme inférieur.

1er temps : Élévation des jambes bien tendues.

2e temps : Franchir le bomme inférieur de gauche à droite. — Même mouvement de droite à gauche.

Sauter à terre comme il a été expliqué.

2. *Au bomme double.* **Franchir le bomme inférieur en passant de la position abdominale à la position costale.**

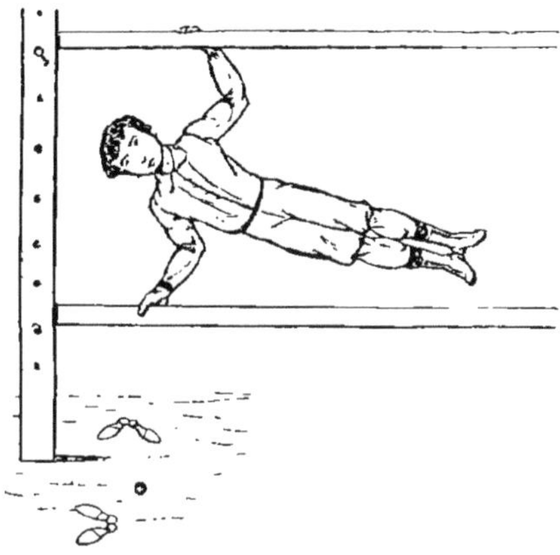

Fig. 2.

Saisir le bomme supérieur d'une main, le bras légèrement fléchi, le pouce en dessous et les quatre doigts dessus, poser l'autre main sur le bomme inférieur et franchir celui-ci en tombant en position costale.

Exécuter ce mouvement alternativement à droite et à gauche.

Remarque : (1, 2 et 3) Mouvements à faire exécuter aux garçons seulement.

3. *Au bomme double. Appui tendu abdominal. Saut de côté en arrière en franchissant le bomme.*

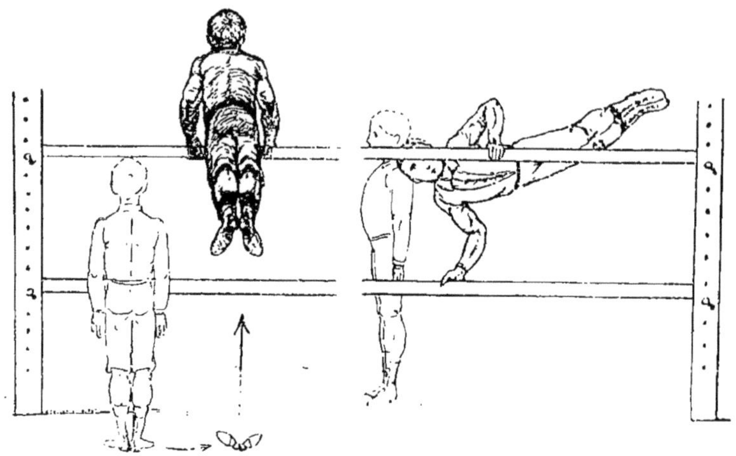

Fig. 3.

Sauter sur le bomme supérieur en position abdominale. Placer la main droite sur le bomme inférieur pour franchir le bomme en position costale. Exécuter ce mouvement alternativement à droite et à gauche.

SUSPENSIONS

On a très souvent discuté l'utilité des suspensions pour les jeunes filles. Il est un fait certain, c'est que la suspension prolongée peut porter des troubles dans la respiration et dans la circulation, même chez les garçons. Mais une suspension courte est utile, car elle agit favorablement dans le redressement de la colonne vertébrale. De plus, elle élargit la cage thoracique et fortifie les muscles des membres supérieurs.

Remarque 1, 2, 3 : Mouvements pour les garçons seulement.

Il a d'ailleurs été démontré que les exercices aux appareils n'exigent pas un travail musculaire plus grand que dans les mouvements libres.

Dans la suspension, les mains saisissent le bomme élevé à une certaine hauteur, à écartement des épaules de façon que les bras et les jambes soient bien tendus, les pieds quittant le sol.

1. *Suspension au bomme.* ***Sauter à terre sur la pointe des pieds en faisant une légère flexion des genoux, les bras pendants.***

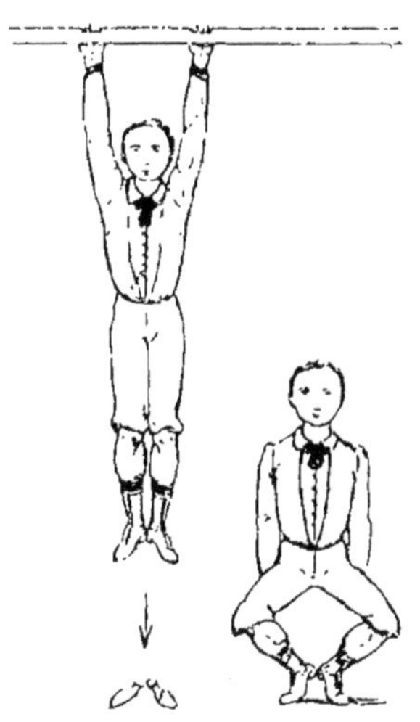

Fig. 1.

2. *Suspension au bomme.* **Marche latérale.**

Faire avancer les mains l'une après l'autre dans le même sens.

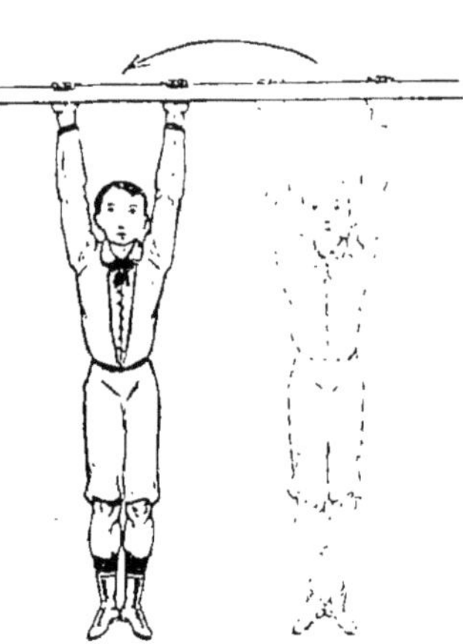

Fig. 2.

3. *Suspension de côté.* **Sauter à terre** comme il a été expliqué.

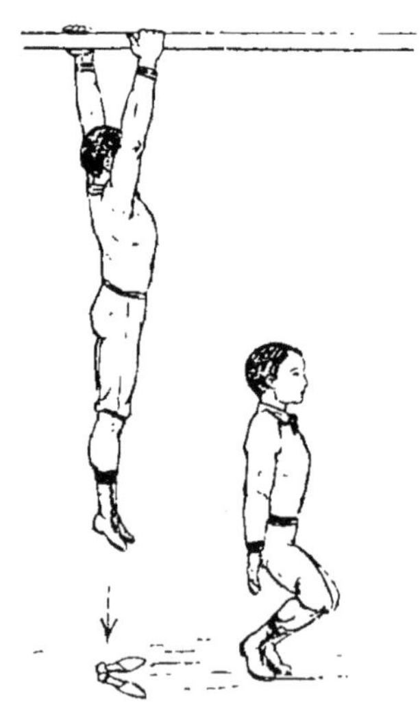

Fig. 3.

4. *Suspension de côté.* **Marche en arrière.**

Faire passer les mains l'une au-dessus de l'autre en reculant.

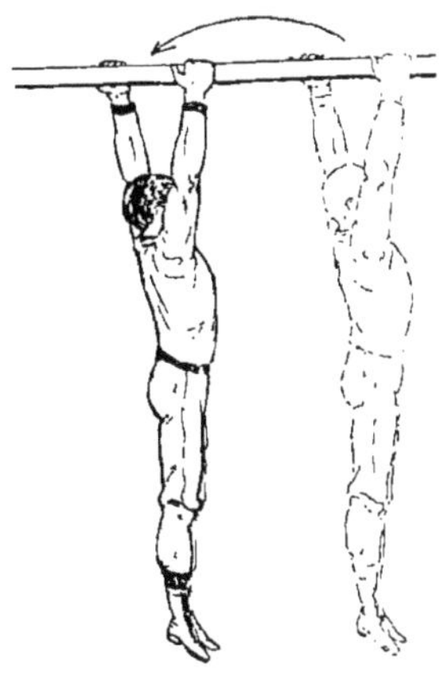

Fig. 4.

BOMME AVEC ARÇONS

1. *A l'arçon.* ***Position abdominale appui tendu*** en 3 temps.

1er TEMPS : Placer les mains aux arçons.

2e TEMPS : S'élever et se maintenir sur le bomme, les bras bien tendus.

3e TEMPS : sauter en arrière.

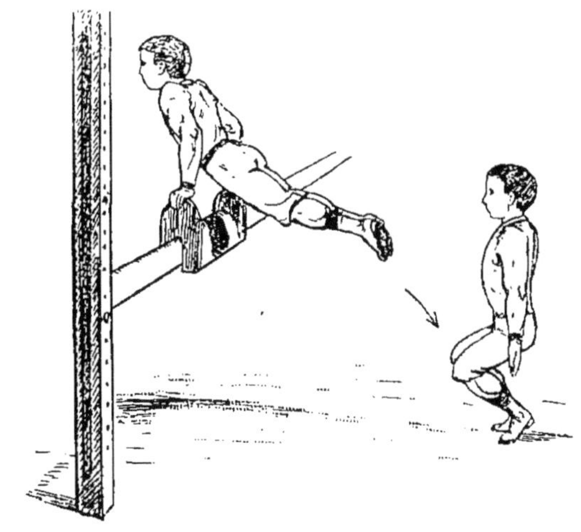

Fig. 1

2. *Même genre de mouvements. Équilibre sur les mains.*

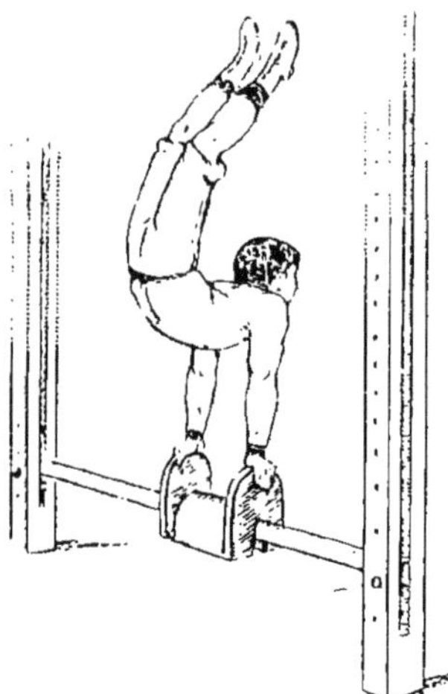

Fig. 2.

Tomber à terre en avant de façon à se trouver en position dorsale.

3. *Saut en hauteur et en avant mains appuyées sur arçons* en 2 temps.

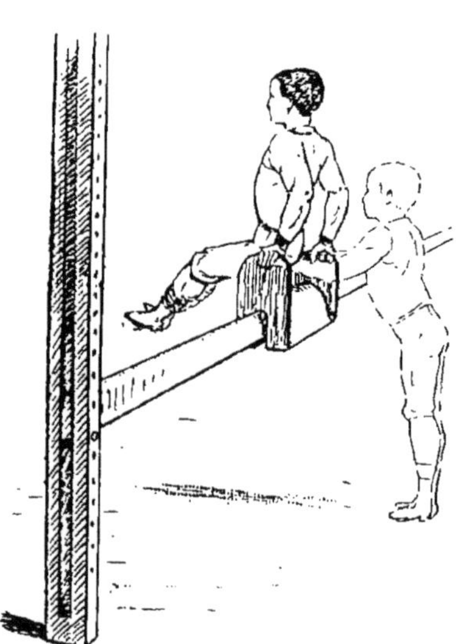

Fig. 3.

1er TEMPS : Franchir le bomme en passant entre les deux arçons.

2e TEMPS : Retomber sur la pointe des pieds en demi-flexion des genoux.

Faire exécuter ce mouvement à la file.

REMARQUE : Mouvement 2 à faire exécuter aux garçons seulement.

CADRE

1. *Passer d'un cadre dans l'autre en entrecroisant.*

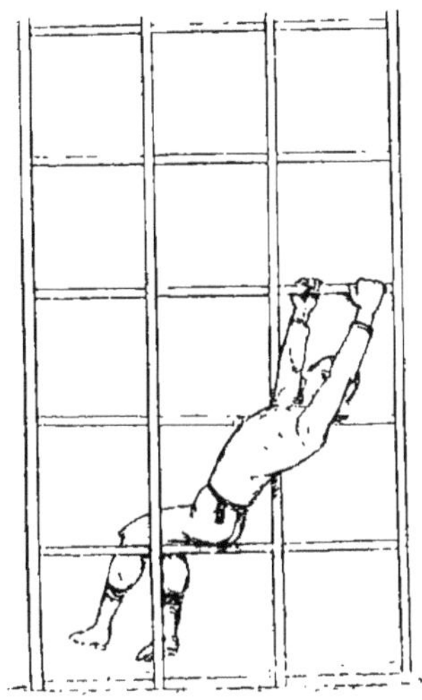

Fig. 1.

S'asseoir sur un échelon les jambes pendantes, saisir avec les mains en position transverse l'échelon placé au-dessus de la tête dans le cadre opposé, les doigts se faisant face.

Fléchir les bras et s'asseoir dans le cadre supérieur du côté opposé, la tête passant la première. — Continuer le mouvement jusqu'au haut du cadre.

Pour descendre, saisir avec les mains la traverse placée devant la poitrine, et faire passer les jambes dans le cadre au-dessous en entrecroisant.

Faire exécuter ce mouvement par deux élèves à la fois. Veiller à ce qu'ils travaillent tantôt du côté gauche, tantôt du côté droit.

2. *Passer d'un cadre dans l'autre verticalement.*

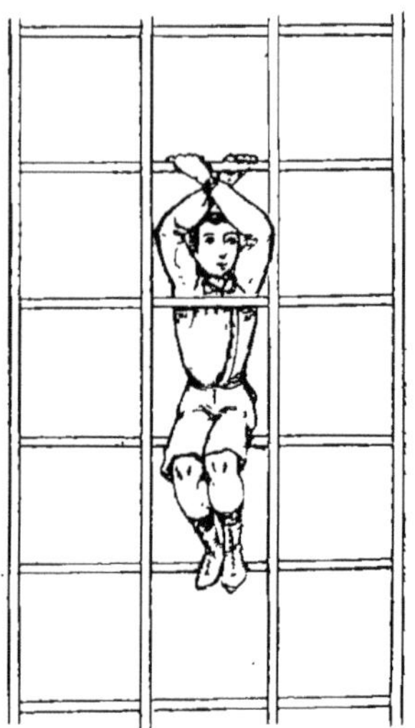

Fig. 2.

S'asseoir dans un cadre et saisir l'échelon placé au-dessus de la tête avec les mains entrecroisées, les doigts se faisant face. S'élever ainsi verticalement jusqu'au haut du cadre, la tête passant la première.

Descendre dans l'autre colonne en fléchissant les bras, les jambes les premières.

Cet exercice peut s'exécuter à la file.

ÉCHELLES ET CORDES

Nous ne faisons que mentionner ici les échelles verticales, orthopédiques, les échelles de corde, les perches et les cordes lisses que tout le monde connaît dans la gymnastique française, seulement nous préconisons les perches et les cordes par paires. (Les cordes doivent avoir au moins 4 centimètres de diamètre.)

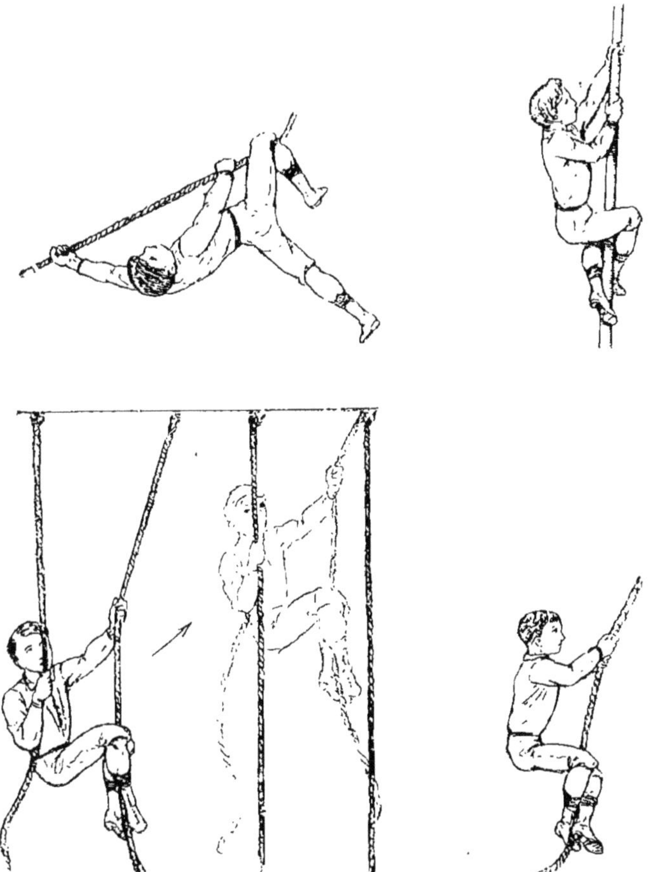

MARCHES

Les marches françaises existant en grand nombre et étant très connues nous ne les expliquerons pas ici. Nous nous contenterons d'indiquer quelques marches comme on les exécute en Suède.

1. *Mains au dos.* ***Marche par le flanc avec élévation alternative des genoux.***

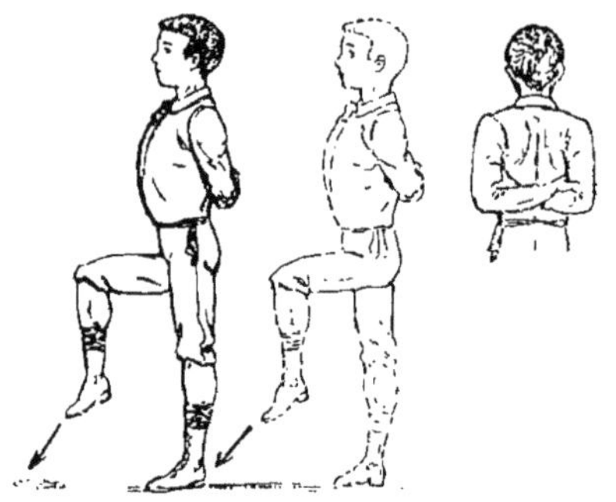

Fig. 1.

1er TEMPS : Élever le genou gauche.

2e TEMPS : Poser le pied gauche à terre en avançant.

Exécuter le même mouvement du pied droit.

2. Même genre de marche par groupes de trois ou quatre élèves se tenant par la main. ***Les premiers et les derniers ont une main sur la hanche.***

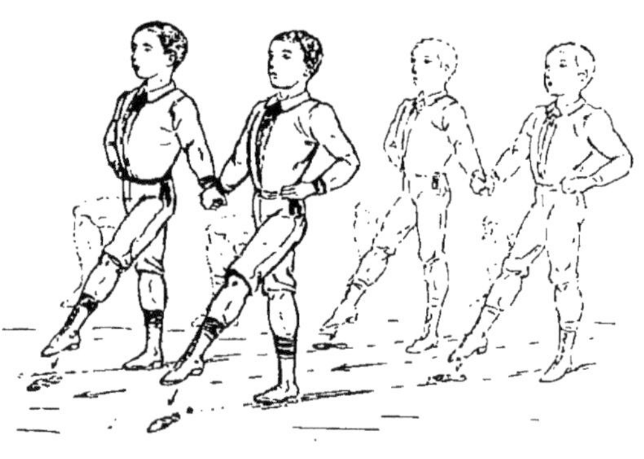

Fig. 2.

1er TEMPS : Élever le genou gauche.

2e TEMPS : Étendre la jambe et poser le pied à terre.

Même mouvement du pied droit.

3. *Mains au thorax.* ***Marche en avant et en arrière en étendant les bras latéralement*** en 2 temps.

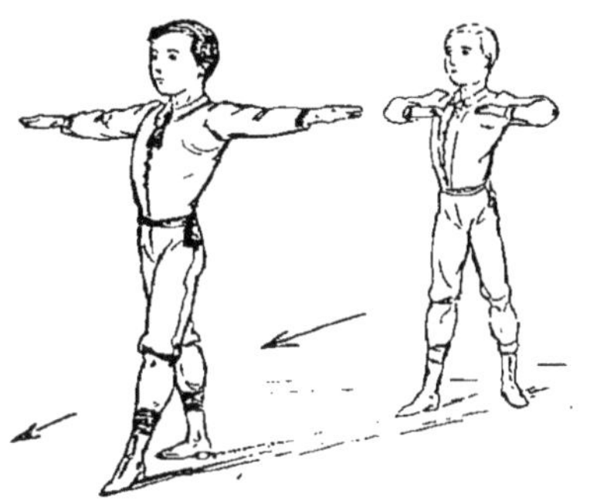

Fig. 3.

4. ***Marche à deux pendant que l'un avance l'autre recule*** (Mouvement de boxe).

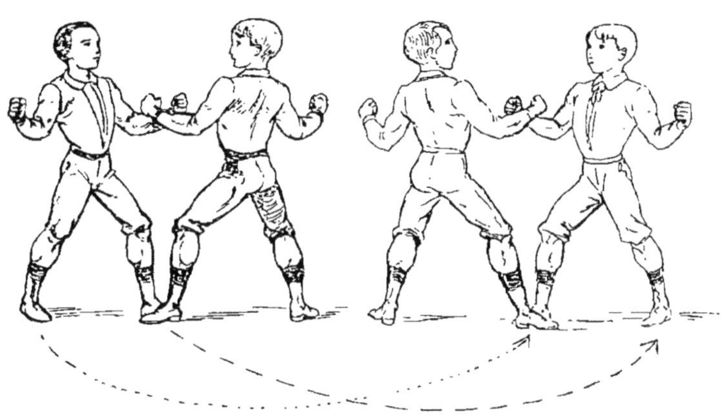

Fig. 4.

Au premier pas, les deux élèves se croisent les bras, poings fermés ; l'un le bras gauche et l'autre le bras droit, au second pas ils changent de bras en les entrecroisant et ainsi de suite.

TABLE DES MATIÈRES

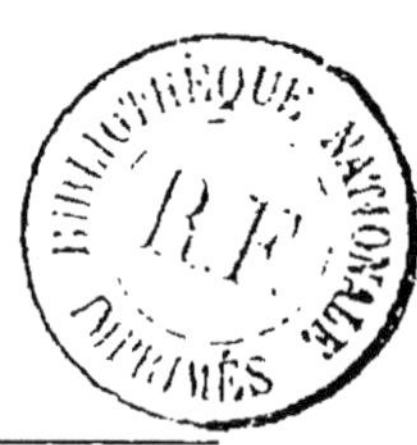

54.800. — Imprimerie Lahure, 9, rue de Fleurus, à Paris.

MASSON & Cie, Éditeurs
120, boulevard Saint-Germain, Paris (6e)

P. n° 430. (Juin 1905.)

EXTRAIT DU CATALOGUE CLASSIQUE[1]

(Année Scolaire 1905-1906)

ENSEIGNEMENT SECONDAIRE

Cours de Grammaire

Par H. BRELET
Ancien élève de l'École normale supérieure, Agrégé de Grammaire,
Professeur de Quatrième au lycée Janson-de-Sailly.

Nous avons achevé le *Nouveau Cours de Grammaire française* de M. H. Brelet, dont les premiers volumes ont trouvé un accueil si favorable auprès des maîtres et des élèves. Ainsi se trouve rempli le programme de M. Brelet : il a publié également des cours parallèles de **Grammaire latine** et de **Grammaire grecque**. Est-il nécessaire de faire ressortir l'avantage de ces trois cours formant un tout dont les différentes parties ont entre elles des liens de parenté grâce auxquels les débutants dans l'étude d'une nouvelle langue, loin de se trouver dépaysés, retrouvent la méthode avec laquelle ils sont déjà familiarisés?

Voir au verso le détail des Cours de Grammaire française, de Grammaire latine et de Grammaire grecque, ainsi que les modifications apportées à ces deux derniers cours pour les mettre en conformité avec les nouveaux programmes de 1902.

---

(1) ***En raison des remaniements considérables qu'ont subi les programmes de l'Enseignement secondaire, nous avons apporté d'importantes modifications à la plupart de nos ouvrages classiques. Bien que nous donnions ici l'indication de ces changements, nous tenons à attirer l'attention du public sur le caractère provisoire du présent catalogue en même temps que sur l'importance des réformes déjà faites pour répondre aux nécessités des nouveaux programmes.***

Tous nos ouvrages classiques sont transformés conformément à ces programmes au fur et à mesure que l'application en est faite à chaque classe.

ENSEIGNEMENT SECONDAIRE

Nouveau Cours de Grammaire Française

Par H. BRELET

I

CLASSES PRÉPARATOIRES

Premières leçons de Grammaire française, à l'usage des Classes Préparatoires, par H. Brelet et Mathey, professeur de Huitième au lycée Janson-de-Sailly. *Nouvelle édition*, corrigée. 1 vol. in-16, cartonné toile souple. . . . . 2 fr.

Ce volume comprend à la fois les **leçons** et les **exercices** qui y correspondent.

II

CLASSES ÉLÉMENTAIRES

Éléments de Grammaire française, à l'usage des classes de Huitième et de Septième, par H. Brelet. *Quatrième édition*, revue et corrigée. 1 vol. in-16, cartonné toile souple. . . . . 2 fr.

Exercices sur les Éléments de Grammaire française, à l'usage des classes de Huitième et de Septième, par V. Charpy, agrégé de Grammaire, professeur de Quatrième au lycée Janson-de-Sailly. *Quatrième édition*. 1 vol. in-16, cartonné toile souple. . . . 2 fr.

III

PREMIER CYCLE

Divisions **A** *et* **B**.

Abrégé de Grammaire française, à l'usage des classes de Sixième et de Cinquième, par H. Brelet. *Troisième édition*, revue et corrigée. 1 vol. in-16, cartonné toile souple. . . . . 2 fr. 50

Exercices sur l'Abrégé de Grammaire française, à l'usage des classes de Sixième et de Cinquième, par H. Brelet et V. Charpy. *Deuxième édition*. 1 vol. in-16, cartonné toile souple . . . 2 fr. 50

IV

Grammaire française, à l'usage de la classe de Quatrième et des Classes supérieures, par H. Brelet. *Deuxième édition*. 1 vol. in-16, cartonné toile. . . . . 3 fr.

Exercices sur la Grammaire française, à l'usage de la classe de Quatrième et des Classes supérieures, par H. Brelet et V. Charpy. 1 vol. in-16, cartonné toile. . . . . 3 fr.

ENSEIGNEMENT SECONDAIRE

NOUVEAU COURS
DE
Grammaire Latine
et de
Grammaire Grecque

Par H. BRELET

Volumes in-16, cartonnés toile anglaise.

Abrégé de Grammaire latine. (*Premier cycle* : Sixième, Cinquième, Quatrième et Troisième *A*. — *Deuxième cycle* : Secondes-Premières *A. B. C.*). *Sixième édition* . . . . 2 fr.

Abrégé de Grammaire grecque. (*Premier cycle* : Quatrième et Troisième *A*. — *Deuxième cycle* : Deuxième et Première *A*). *Troisième édition* . . . . 2 fr.

Nous publions ces deux *Abrégés* pour répondre au mouvement d'opinion qui s'est prononcé contre certaines tendances des grammairiens modernes à donner à leurs livres un caractère trop savant. Pour ceux qui voudraient pousser plus loin leurs études, nous continuons à vendre nos Cours supérieurs de Grammaire latine et grecque.

EXERCICES CORRESPONDANTS

Exercices latins (*Versions et thèmes*), (classe de **Sixième**), par M. V. Charpy, agrégé de grammaire, professeur de Quatrième au lycée Janson-de-Sailly. Troisième édition. . . . . 2 fr.

Exercices latins (*Versions et thèmes*), (classe de **Cinquième**), par MM. Brelet et V. Charpy, Deuxième édition. . . . . 2 fr. 50

Exercices latins (*Versions et thèmes*), (classe de **Quatrième**), par MM. H. Brelet et P. Faure, professeur de Rhétorique au lycée Janson-de-Sailly. Deuxième édition, revue et corrigée. . . . . 2 fr. 50

Exercices latins (*Versions et thèmes*), (**classes supérieures**), par MM. H. Brelet et P. Faure. . . . . 3 fr.

Exercices grecs (*Versions et thèmes*), (classe de **Cinquième**), (*ancien programme*), par MM. H. Brelet et V. Charpy, Deuxième édition. . . . . . 1 fr. 50

Exercices grecs (*Versions et thèmes*), sur les déclinaisons et les conjugaisons, (classe de **Quatrième**) (*nouveau programme*), par MM. H. Brelet et V. Charpy Nouvelle édition. . . . . 2 fr.

Exercices grecs (*Versions et thèmes*), sur la syntaxe (**classes supérieures**), par MM. H. Brelet et P. Faure. . . . . 3 fr.

COURS SUPÉRIEUR

Grammaire latine (Classes supérieures). Cinquième édition. 2 fr. 50

Grammaire grecque (Classes supérieures). Troisième édition. 3 fr. »

Tableau des exemples des grammaires grecque et latine (classe de **Quatrième** et **classes supérieures**). 1 vol. petit in-8°, cartonné. . . . 80 c.

Chrestomathie grecque, ou Recueil de textes gradués (classes de **Quatrième** et de **Troisième**). Nouvelle édition entièrement refondue . . . . 2 fr 50

Epitome historiæ græcæ (classe de **Quatrième**), avec deux cartes en couleurs et figures dans le texte . . . . 2 fr.

ENSEIGNEMENT SECONDAIRE

Langues vivantes

Ouvrages de MM.

CLARAC et **WINTZWEILLER**

Agrégé de l'Université, Professeur au lycée Montaigne. — Agrégé de l'Université, Professeur au Lycée Louis-le-Grand

Rédigés conformément aux programmes du 31 mai 1902

Erstes Sprach- und Lesebuch

Classes de Sixième et de Cinquième

QUATRIÈME ÉDITION CONSIDÉRABLEMENT AUGMENTÉE

1 vol. in-16, illustré de nombreuses fig., cartonné toile . . . . . . 3 fr.

Zweites Sprach- und Lesebuch

Classe de Quatrième

DEUXIÈME ÉDITION REVUE

1 vol. in-16, illustré de nombreuses figures, cart. toile . . . . . 2 fr.

Drittes Sprach- und Lesebuch

Classe de Troisième

DEUXIÈME ÉDITION REVUE

1 volume in-16, illustré de nombreuses figures, cart. toile. . . 2 fr

Viertes Sprach- und Lesebuch

Classe de Seconde

1 vol. in-16, illustré de nombreuses figures, cart. toile. . . 2 fr. 50

Fünftes Sprach- und Lesebuch

Classe de Première

avec la collaboration de M. Maresquelle, professeur au lycée de Nancy.

1 vol. in-16, illustré de nombreuses figures, cart. toile . . . . . 3 fr.

Sechstes Sprach- und Lesebuch

Classes de philosophie, mathématiques, Saint-Cyr

1 vol. in-16, illustré de nombreuses figures, cartonné toile. . . . 3 fr.

Extraits des Auteurs allemands

Classes de Quatrième et de Troisième

1 vol. in-16, cartonné toile . . . . 2 fr. 50

Deutsche Grammatik

1 vol. in-16, cartonné toile . . . . 1 fr. 50

ENSEIGNEMENT SECONDAIRE

Langues vivantes (suite)

Lectures Historiques Allemandes

Par Paul DURANDIN
Agrégé de l'Université, Examinateur au Collège Stanislas.

1 volume in-16, cartonné toile. . . . . 4 fr. 50

Ouvrages de M. VESLOT
Agrégé de l'Université, professeur au lycée de Poitiers
Rédigés conformément aux programmes du 31 mai 1902

Lectures anglaises

Pour les classes de seconde et de première.
(*Histoire, géographie, arts, sciences, avec notes explicatives, grammaticales et biographiques en anglais*).

1 vol. in-16, cartonné toile. . . . . 3 fr.

English Grammar

MANUEL CLASSIQUE DE GRAMMAIRE ANGLAISE

Deuxième édition. 1 vol. in-16, cartonné toile . . . . 1 fr. 50

Grammaire Espagnole

Par I. GUADALUPE, professeur au Collège Rollin et aux Cours de la Ville.

Troisième édition, revue et augmentée d'une leçon sur l'accent orthographique.

1 volume in-16, cartonné toile anglaise. . . . . 3 fr.

Ouvrages de
MM. E. BAUER et DE SAINT-ÉTIENNE
Professeurs à l'École alsacienne

Premières Lectures Littéraires

1 vol. in-16, cartonné toile (*Onzième édition.*) . . . . 1 fr. 50

Nouvelles Lectures Littéraires

Avec notes et notices, et Préface par M. PETIT DE JULLEVILLE

1 vol. in-16, cartonné toile (*Septième édition.*) . . . . 2 fr. 50

Récitations Enfantines

à l'usage des classes élémentaires des lycées et collèges

1 vol. in-16 avec figures, cartonné toile. . . . . 1 fr. 25

BRUNOT, professeur à la Faculté des lettres de Paris.

Précis de Grammaire historique de la langue française, avec une introduction sur les origines et le développement de cette langue. *Ouvrage couronné par l'Académie française*, 4e édition augmentée d'indications bibliographiques et d'un index. 1 vol. in-18, cart. toile verte . . . . 6 fr.

CAUSSADE (De), Conservateur à la Bibliothèque Mazarine, membre des commissions d'examens de l'Hôtel de Ville.

Notions de Rhétorique et étude des genres littéraires. 10e édit. 1 vol. in-18, toile anglaise . . . . . 2 fr. 50

Littérature grecque. 6e édit. 1 vol. in-18, toile anglaise. 3 fr.

Littérature latine. 4e édit. 1 vol. in-18, toile anglaise. 6 fr.

LE GOFFIC (Charles) et **THIEULIN (Édouard)**, professeurs agrégés de l'Université.

Nouveau traité de versification française, à l'usage des lycées et des collèges, des écoles normales, du brevet supérieur et des classes de l'enseignement secondaire des jeunes filles. 4e édition revue et augmentée. 1 vol. in-16, cart. toile. 1 fr. 50

LIARD, vice-recteur de l'Académie de Paris.

Logique (cours de Philosophie), 6e édition. 1 volume in-18, cartonné toile. . . . . 2 fr.

MORILLOT (Paul), professeur à la Faculté de Grenoble.

Le Roman en France depuis 1610 jusqu'à nos jours. *Lectures et Esquisses.* 1 vol. in-16. . . . . 5 fr.

CLÉDAT, professeur à la Faculté des lettres de Lyon, lauréat de l'Académie française.

Précis d'orthographe et de grammaire phonétiques pour l'enseignement du français à l'étranger. 1 vol. in-18. . 1 fr.

HANNEQUIN, professeur à la Faculté des lettres de Lyon.

Introduction à l'étude de la psychologie. 1 volume in-18. . . . . 1 fr. 50

ENSEIGNEMENT SECONDAIRE

COURS COMPLET DE GÉOGRAPHIE

PUBLIÉ SOUS LA DIRECTION DE

M. MARCEL DUBOIS

Professeur de Géographie coloniale à la Faculté des lettres de Paris,
Maître de conférences à l'École normale de jeunes filles de Sèvres.

Avis important

Le plan d'études du 31 mai 1902 a apporté d'importantes modifications à l'enseignement de la géographie dans les lycées et collèges, ce qui nécessitait par contre-coup la refonte complète des livres jusqu'ici entre les mains des élèves. C'était là une entreprise difficile, car il ne s'agissait pas de publier des manuels d'une rédaction hâtive et négligée. Grâce à l'édiction de mesures transitoires, nous avons pu faire paraître les nouveaux volumes au fur et à mesure de l'application des programmes de 1902 dans les différentes classes. Après la géographie générale, l'Amérique et l'Australasie (classe de sixième) et la géographie générale (classe de seconde), nous venons de publier la France et ses Colonies (classe de première), l'Afrique, Asie, Insulinde (classe de cinquième), l'Europe (classe de quatrième), la France (classe de troisième). Notre cours se trouve ainsi correspondre complètement aux nouveaux programmes.

CLASSES ÉLÉMENTAIRES

Géographie élémentaire des cinq parties du monde, avec cartes et croquis, avec la collaboration de M. Thalamas, professeur au lycée Condorcet (*Huitième*). . . . . 2 fr.

Géographie élémentaire de la France et de ses colonies. — *Cours élémentaire*, avec cartes et croquis, avec la collaboration de M. Thalamas, professeur au lycée Condorcet (*Septième*) . . 2 fr.

PREMIER CYCLE

Divisions A et B.

Géographie générale. — Amérique, Australasie, avec cartes et croquis, avec la collaboration de M. Aug. Bernard, Docteur ès lettres, professeur de Faculté. ***(Nouveau programme, classe de Sixième.)*** . . . . 2 fr. 50

Afrique — Asie — Insulinde, avec cartes et croquis, avec la collaboration de H. Schirmer, maître de conférences à l'Université de Paris et de M. Camille Guy, gouverneur du Sénégal. 4e édition entièrement refondue. ***(Nouveau programme, classe de Cinquième.)*** . . . . 2 fr. 50

Europe, avec la collaboration de MM. Durandin et Malet, professeurs agrégés d'histoire et de géographie. 4e édition entièrement refondue. ***(Nouveau programme, classe de Quatrième.)*** . . . . . 3 fr.

Géographie de la France et de ses Colonies. — 3e édition entièrement refondue. (***Nouveau programme, classe de Troisième***). . . . . 2 fr. 50

DEUXIÈME CYCLE

Sections A. B. C. D.

Géographie générale. Avec cartes et croquis. ***(Nouveau programme, classe de Seconde.)*** . . . . 4 fr.

Un atlas de cartes d'études, par MM. M. Dubois et Sieurin, correspond à ce volume (v. page 10).

Géographie de la France et de ses Colonies. — *Cours supérieur*, avec figures et cartes, 5e édition. ***(Nouveau programme, classe de Première.)*** . . . . 4 fr.

CLASSES ÉLÉMENTAIRES

Cours d'Histoire et de Géographie

PAR

E. SIEURIN

Professeur au collège de Melun.

Classes préparatoires

1 volume in-16 cartonné toile, avec nombreuses figures. 2 fr. 50

Classe de Huitième

1 volume in-16 cartonné toile, avec nombreuses figures. 2 fr. 50

Classe de Septième

1 volume in-16 cartonné toile, avec nombreuses figures. 2 fr. 50

★

ENSEIGNEMENT SECONDAIRE

Nouveau Cours d'Histoire

Rédigé conformément aux programmes du 31 mai 1902

PAR L.-G. GOURRAIGNE

Professeur au lycée Janson-de-Sailly,
à l'École normale supérieure d'enseignement primaire de Saint-Cloud
et à l'École coloniale.

Le moyen âge et le commencement des temps modernes (classe de Cinquième). 1 volume in-16 avec nombreuses figures, cartonné toile . . . . 3 fr.

L'Époque contemporaine (classes de Troisième A et B). 1 vol. in-16 . . . . (*Sous presse*.)

Histoire contemporaine de 1815 à 1889 (classes de Philosophie A et de Mathématiques A). 1 vol. in-16, cart. toile. 5 fr.

L'enseignement de l'histoire a été complètement transformé par les nouveaux programmes. M. Gourraigne a entrepris de publier un cours complet conforme à ces programmes, moins l'Histoire de la Civilisation ancienne indiquée ci-dessous.

Histoire de la Civilisation ancienne

jusqu'au dixième siècle

ORIENT, GRÈCE, ROME, LES BARBARES

Rédigée conformément aux programmes du 31 mai 1902 pour les *classes de Seconde et de Première*.

Par Charles SEIGNOBOS

Docteur ès lettres, maître de conférences à la Faculté des lettres de Paris.

1 vol. in-16 de 450 pages, cartonné toile . . . . 4 fr.

Histoire de la Civilisation

PAR CH. SEIGNOBOS

VOLUMES IN-16, CARTONNÉS TOILE MARRON, AVEC FIGURES

Histoire de la civilisation ancienne (Orient, Grèce, Rome). 4e édition . . . . 3 fr. »

Histoire de la civilisation au moyen âge et dans les temps modernes. 4e édition. . . . . 3 fr. »

Histoire de la civilisation contemporaine. 4e édition. 3 fr. »

ENSEIGNEMENT PRIMAIRE SUPÉRIEUR

COURS de PHYSIQUE & de CHIMIE

PAR

P. MÉTRAL

Agrégé de l'Université, professeur à l'École primaire supérieure Colbert, Paris.

1re année. — **Physique et Chimie**, 3e édition. 1 vol. 2 fr. 50
2e année. — **Physique et Chimie**, 2e édition. 1 vol. 3 fr. 50
3e année. — **Physique et Chimie**, 2e édition. 1 vol. 2 fr. 50

Ce Cours se vend également ainsi divisé :

Cours de Physique (1re, 2e et 3e années) . . . . 4 fr. »
Cours de Chimie (1re, 2e et 3e années). . . . . 3 fr. 50

COURS D'ARITHMÉTIQUE THÉORIQUE et PRATIQUE

Par **M. H. NEVEU**

Agrégé de l'Université, professeur à l'École Lavoisier.

1 volume in-16, cartonné toile . . . . 3 fr.

COURS D'ALGÈBRE THÉORIQUE ET PRATIQUE

Suivi de NOTIONS DE TRIGONOMÉTRIE

Par **M. H. NEVEU**

1 volume in-16, cartonné toile. . . . . 3 fr.

COURS D'INSTRUCTION CIVIQUE

PAR

Albert MÉTIN

Professeur aux Écoles primaires supérieures de Paris.

1 volume in-18 avec figures, cartonné toile. . . . . 1 fr. 50

COURS D'ÉCONOMIE POLITIQUE et de DROIT USUEL

PAR

Albert MÉTIN

1 volume in-16, cartonné toile. . . . . 2 fr.

ENSEIGNEMENT PRIMAIRE SUPÉRIEUR

COURS NORMAL DE GÉOGRAPHIE

Par **Marcel DUBOIS**

Professeur de Géographie coloniale à la Faculté des lettres de Paris,
Maître de Conférences à l'École normale supérieure de jeunes filles de Sèvres

1re année. — *Notions générales de Géographie physique.* — L'OCÉANIE, L'AFRIQUE, L'AMÉRIQUE, avec la collaboration de A. Bernard et A. Parmentier. 4e édition, 1 vol. in-16, cartonné toile. . . . . **2 fr.**

2e année. — EUROPE, ASIE, avec la collaboration de P. Durandin et de A. Parmentier. 4e édition, 1 vol. in-16, cartonné toile . . . . **2 fr.**

3e année. — FRANCE ET COLONIES, avec la collaboration de F. Benoît. 4e édition, 1 vol. in-16, cartonné toile. . **2 fr.**

CARTES D'ÉTUDE

pour servir à l'Enseignement de la Géographie

Par MM. **Marcel DUBOIS** et **E. SIEURIN**

Professeur au collège de Melun.

1re année. — **Océanie, Afrique, Amérique**, précédées de 13 cartes de **Géographie générale**, 7e *édition*. 1 vol. in-4°, cartonné. **2 fr. 25**

2e année. — **Europe, Asie**, 7e *édition*, 1 vol. in-4°, cartonné. **2 fr. 25**

3e année. — **France et colonies**, 8e *édit.*, 1 vol. in-4°, cart. **1 fr. 80**

CARTES D'ÉTUDE

pour servir à l'Enseignement de l'Histoire (1270-1901)

Par MM. **F. CORRÉARD** et **E. SIEURIN**

2e *édition, augmentée de* 9 *cartes*. Un Atlas in-4°. . . . . **2 fr. 50**

COURS D'HISTOIRE

Par **E. SIEURIN** et **C. CHABERT**

Professeurs à l'École primaire supérieure de Melun.

3 volumes in-16, cartonnés toile. — **CHAQUE VOLUME : 1 fr. 75**

1re année. — **Histoire de France de 1453 à 1789**, 3e édition,
2e année. — **Histoire de France de 1789 à nos jours**, 2e édition.
3e année. — **Le Monde contemporain**, 2e édition.

COLLECTION LANTOINE

Extraits des Classiques Grecs et Latins

TRADUITS EN FRANÇAIS

Cette collection, qui s'adapte de tout point au nouveau plan d'études de l'Enseignement secondaire, est destinée aux élèves des classes de Troisième, de Seconde et de Première; elle sera particulièrement utile, dans les sections : **Latin-Grec, Latin-Langues vivantes, Latin-Sciences,** aux candidats à la première partie du Baccalauréat, qui n'ont pas le temps de lire en entier, dans le texte même, tous les auteurs du programme.

Quant à l'inconvénient qu'il pourrait y avoir à mettre entre les mains des jeunes gens la traduction, même partielle, de tel ou tel écrivain, la circulaire ministérielle du 15 janvier 1890 nous paraît devoir lever tous les scrupules à cet égard : « Un emploi judicieux des traductions, « dit-elle, peut rendre de très grands services, non pas bien entendu « que les traductions puissent en toutes circonstances dispenser des « originaux..... ; mais, si l'étude directe des originaux doit rester sans « conteste au premier rang, **les traductions n'en ont pas moins « aussi leur rôle à jouer**, et un rôle plus considérable sans aucun « doute que celui qui leur est souvent attribué dans la tradition de nos « lycées. » Chacun des volumes comprend une notice biographique et littéraire, des notes et un index quand il a paru nécessaire.

Homère. *Odyssée* (Analyse et Extraits), par M. Allègre, professeur à la Faculté des lettres de Lyon.

Plutarque. *Vies des Grecs illustres* (Choix), par M. Lemercier, maître de conférences à la Faculté des lettres de Caen.

Hérodote (Extraits), par M. Corréard, professeur au lycée Charlemagne.

Homère. *Iliade* (Analyse et Extraits), par M. Allègre.

Plutarque. *Vies des Romains illustres* (Choix), par M. Lemercier.

Virgile (Analyse et Extraits), par M. H. Lantoine.

Xénophon (Analyse et Extraits), par M. Victor Glachant, professeur au lycée Buffon.

Eschyle, Sophocle, Euripide (Extraits), par M. Puech, maître de conférences à la Faculté des lettres de Paris.

Plaute, Térence (Extraits choisis), par M. Audollent, maître de conférences à la Faculté des lettres de Clermont.

Eschyle, Sophocle, Euripide (Pièces choisies), par M. Puech, maître de conférences à la Faculté des lettres de Paris.

Aristophane. Pièces choisies par M. Ferté, professeur au lycée Charlemagne.

Sénèque. Extraits par M. Legrand, professeur au lycée Buffon.

Cicéron. Traités. Discours. Lettres, par M. H. Lantoine.

César, Salluste, Tite-Live, Tacite (Extraits), par M. H. Lantoine, secrétaire de la Faculté des lettres de Paris.

Chaque volume est vendu cartonné toile anglaise. 2 fr.

ENSEIGNEMENT SECONDAIRE DES JEUNES FILLES

Morceaux Choisis
à l'usage des Classes Préparatoires

TROISIÈME ÉDITION, REVUE ET AUGMENTÉE

Publiés par Mesdames CHAPELOT, BOUCHER *et* HOCDÉ, *Professeurs au lycée Fénelon.*

Le premier degré et le deuxième degré s'adressent aux fillettes de 6 à 9 ans : les auteurs n'ont pas ajouté de notes sachant, par expérience, que pour de si jeunes enfants aucune explication écrite ne peut remplacer la parole du professeur. Le *troisième degré*, qui est destiné aux élèves de 9 à 11 ans, contient quelques notes explicatives. Le *quatrième degré*, plus complet sous ce rapport, sera pour les enfants de 11 à 13 ans une préparation aux études littéraires.

Les morceaux choisis comprennent 3 volumes in-18 cartonnés toile. Chacun des 2 premiers volumes est vendu 1 fr. 50; le troisième est vendu 2 fr. 50.

Histoire de la Civilisation

PAR CH. SEIGNOBOS

Docteur ès lettres, Maître de conférences à la Faculté des lettres de Paris.

2 VOLUMES IN-16, CARTONNÉS TOILE VERTE, AVEC FIGURES

Histoire de la civilisation. — *Histoire ancienne de l'Orient. — Histoire des Grecs. — Histoire des Romains. — Le Moyen Âge jusqu'à Charlemagne.* 7e édition avec 105 figures. . . . . . **3 fr. 50**

Histoire de la civilisation. — *Moyen âge depuis Charlemagne. — Renaissance et temps modernes. — Période contemporaine.* 6e édition avec 72 figures . . . . **5 fr. »**

Cours normal de Géographie

Par MARCEL DUBOIS

(Voir la division de ce cours, page 14)

Cartes d'Étude

pour servir à l'Enseignement de la Géographie

PAR MM.

MARCEL DUBOIS & E. SIEURIN

(Voir la division de ces cartes, page 14)

PHYSIQUE

Nouveau cours
DE
Physique élémentaire

Rédigé conformément aux programmes du 31 mai 1902

SOUS LA DIRECTION DE MM.

FERNET
Inspecteur général de l'Instruction publique.

FAIVRE-DUPAIGRE
Inspecteur de l'Académie de Paris.

CARIMEY
Professeur au lycée Saint-Louis.

3 volumes in-16.

I. Classe de seconde. 1 vol. in-16, avec 271 figures, cart. toile. . . . . 5 fr.

II. Classe de première, 1 vol. in-16, avec 399 figures, cart. toile. . . . . 4 fr.

III. Classe de Philosophie et de Mathématiques élémentaires. (*Sous presse*).

Ce cours, entièrement nouveau, comprend trois volumes correspondant aux programmes des classes de Seconde, Première, Philosophie et Mathématiques. Le dernier volume paraîtra en juin 1905.

Traité de Physique élémentaire, de Ch. Drion et E. Fernet. *Treizième édition, entièrement refondue*, par E. Fernet, avec la collaboration de J. Faivre-Dupaigre. 1 vol. in-8 avec 665 figures dans le texte. . . . . 8 fr.
Cartonné toile. . . . . 9 fr.

Précis de Physique, par E. Fernet. 28e édition, en collaboration avec J. Faivre-Dupaigre. 1 vol. in-18, avec 325 fig. cart. 3 fr.

Cours élémentaire de Physique, par E. Fernet. 4e édition. 1 vol. in-16, avec 473 figures, cartonné toile anglaise. 5 fr.

Cours de Physique pour la classe de Mathématiques spéciales. *Quatrième édition (rédaction entièrement nouvelle)*, par E. Fernet et J. Faivre-Dupaigre, 1 volume grand in-8, avec 758 figures . . . . 18 fr.

GÉOMÉTRIE

Ouvrages de MM.

Ch. VACQUANT	**A. MACÉ DE LÉPINAY**
Ancien Inspecteur général de l'Instruction publique.	Professeur de mathématiques spéciales au lycée Henri IV.

Conformes aux nouveaux programmes de 1902

Géométrie élémentaire, à l'usage des élèves de la division A du premier cycle, des sections A et B du second cycle. 1 v. in-16 c. 3 fr. 25

On vend séparément :

Première partie (*Quatrième* et *Troisième A*); 1 vol. in-16 cart. 1 fr. 75

Deuxième partie (*Seconde* et *Première A* et *B*). 1 vol. in-16 cart. 1 fr. 75

Éléments de Géométrie, à l'usage des élèves de la division B du premier cycle, des sections C et D du second cycle. 1 vol. in-16 cartonné toile . . . . 5 fr. 25

On vend séparément :

Première partie (*Cinquième*, *Quatrième* et *Troisième B*). 1 vol. in-16 cartonné toile. . . . . . 2 fr. 75

Ce volume contient la Géométrie plane suivie d'un aperçu de la Géométrie dans l'espace.

Deuxième partie (*Seconde* et *Première C* et *D*), avec des compléments relatifs au programme de la classe de Mathématiques. 1 vol. in-16 cart. toile. . . . . 2 fr. 75

— Géométrie dans l'espace, courbes usuelles, compléments relatifs à l'homographie.

Cours de Géométrie élémentaire, à l'usage des élèves de mathématiques élémentaires, avec des compléments destinés aux candidats à l'École Normale et à l'École Polytechnique. 7e édition. 1 vol. avec 1000 figures. 9 fr. Cart. . 10 fr.

TRIGONOMÉTRIE

Ouvrages de MM.

Ch. VACQUANT	**A. MACÉ DE LÉPINAY**
Ancien Inspecteur général de l'Instruction publique.	Professeur de mathématiques spéciales au lycée Henri IV.

Cours de Trigonométrie. Nouvelle édition.

1re partie (Seconde et Première C et D et candidats aux écoles du gouvernement). 1 vol. in-8°, broché . . . . 3 fr.

2e partie (Mathématiques). 1 vol. in-8°, broché . . 2 fr. 50

Éléments de Trigonométrie. 2e édit. 1 vol. in-16, cart. toile anglaise . . . . 2 fr. 80

ÉLECTRICITÉ

Traité élémentaire d'Électricité,

par **M. JOUBERT**, inspecteur général de l'Instruction publique. 4e édition revue et augmentée. 1 vol. avec 382 figures. . . . 8 fr.

Cours élémentaire d'Électricité,

par **M. JOUBERT**, à l'usage des classes de l'Enseignement secondaire. 4e édit. 1 vol. in-16, avec 144 figures. . . . 2 fr.

SCIENCES NATURELLES

Cours élémentaire d'Histoire Naturelle

(*Zoologie, Botanique, Géologie et Paléontologie*)

Rédigé conformément aux programmes du 31 mai 1902

PAR MM.

M. BOULE
Professeur au Muséum d'histoire naturelle.

E.-L. BOUVIER
Professeur au Muséum d'histoire naturelle, Membre de l'Institut.

H. LECOMTE
Professeur au lycée Saint-Louis.

8 volumes in-16, cartonnés toile anglaise et illustrés de très nombreuses figures

PREMIER CYCLE

Notions de Zoologie (Classes de sixième A et B), par E.-L. Bouvier. 2 fr. 50
Notions de Botanique (Classe de cinquième A et B), par H. Lecomte. . 2 fr. 75
Notions de Géologie (Classes de cinquième B et quatrième A), par M. Boule . . . . 1 fr. 75
Notions de Biologie, d'Anatomie et de Physiologie appliquées à l'homme (Classe de troisième B), par E.-L. Bouvier. . . . . 2 fr. 50

SECOND CYCLE

Géologie (Classe de seconde A, B, C, D), par M. Boule. . . . . . . 2 fr. 50
Anatomie et Physiologie végétales (Classes de philosophie et de mathématiques A et B), par H. Lecomte . . . . 2 fr. 50
Anatomie et Physiologie animales (Classes de philosophie et de mathématiques A et B, par E.-L. Bouvier. . . . . 4 fr.
Conférences de Paléontologie (Classes de philosophie A et B et de mathématiques A et B), par M. Boule . . . . 2 fr.

DROIT USUEL

Cours élémentaire de droit usuel

Par T. VAQUETTE
Docteur en droit

1 vol. in-16, cartonné toile . . . . 2 fr. 50

CHIMIE

Traité élémentaire de Chimie, par M. TROOST, membre de l'Institut, professeur honoraire à la Faculté des sciences de Paris, avec la collaboration de Ed. PÉCHARD, chargé de cours à la Faculté des Sciences de Paris.

14e *édition, entièrement refondue et corrigée*. 1 vol. in-8, avec 3.. figures dans le texte. Broché, 8 fr. — Cartonné toile. . . . . . 9 fr.

Cet ouvrage diffère très notablement de l'édition précédente. Les auteurs, s'inspirant des idées nouvelles introduites dans l'enseignement, ont supprimé un grand nombre d'expériences historiques et de préparations surannées qui encombraient l'enseignement. Ces suppressions leur ont permis de donner plus d'importance à la partie industrielle, si intimement liée au développement de la chimie, et d'exposer avec plus de précision les théories modernes dont l'utilité pédagogique est incontestable.

Précis de Chimie, par M. TROOST.

35e *édition, entièrement refondue conformément aux nouveaux programmes*. 1 vol. in-18, avec 306 figures, cartonné . . . . . . 3 fr. 50

Cette 35e édition est un ouvrage absolument nouveau. Pour répondre à la division des études en deux cycles, deux caractères ont été adoptés. Les parties imprimées en gros caractères correspondent au premier cycle, celles en petits caractères, au second cycle.

MÉMENTOS

à l'usage des Candidats aux Baccalauréats de l'Enseignement classique et moderne et aux Écoles du Gouvernement.

Mémento de chimie, par M. A. DYBOWSKI, professeur au lycée Louis-le-Grand. 7e *édition*. 1 vol. in-12 . . . 2 fr.

Guide pour les manipulations chimiques, par M. KNOLL, préparateur au lycée Louis-le-Grand. 2e *édition*. 1 vol. in-12, avec figures dans le texte. . . . . 1 fr.

Questions de Physique. Énoncés et Solutions, par R. CAZO, docteur ès sciences. 3e *édition*. 1 vol. in-12. 2 fr.

Mémento d'Histoire naturelle, par M. MARAGE, docteur ès sciences. 1 vol. in-12, avec 102 fig. . . . . . . 2 fr.

Conseils pour la Composition française, la version, le thème et les épreuves orales, par A. KELLER. 1 vol. in-12. . . . . 1 fr.

Résumé du Cours de Philosophie sous forme de plans, par A. KELLER. 1 vol. in-12 . . . . 2 fr.

Histoire de la Philosophie, par A. KELLER. 1 vol. 1 fr.

BURAT, professeur au lycée Louis-le-Grand.

Précis de Mécanique. 8e édition. 1 volume in-18, avec 259 figures, cartonné toile . . . . 3 fr.

DUCATEL, professeur agrégé de Mathématiques.

Leçons d'Arithmétique, à l'usage des classes élémentaires des lycées et collèges de garçons et de jeunes filles et de l'Enseignement primaire. 3e édition, revue et corrigée. 1 volume in-18, avec questionnaires, exercices et réponses aux exercices, cartonné toile. . . 2 fr. 50

LAPPARENT (A. de), membre de l'Institut.

Abrégé de Géologie. 5e édition entièrement refondue. 1 vol. in-18, de 424 pages, avec 157 grav. et 1 carte géologique de la France chromolithographiée, cart. toile. 4 fr.

Traité de Géologie. 5e édition entièrement refondue. (*Sous presse*).

Précis de Minéralogie. 3e édition, revue et augmentée. 1 vol. in-18, avec 335 figures dans le texte et 1 planche chromolithographiée, cartonné toile. . . . . 5 fr.

Leçons de Géographie physique. 2e édition, entièrement refondue. 1 vol. grand in-8, avec 163 figures dans le texte et 1 planche en couleurs. . . . . 12 fr.

Notions générales sur l'écorce terrestre. 1 volume petit in-8, avec 33 figures dans le texte . . . . 1 fr. 20

MAUDUIT, ancien professeur au lycée Saint-Louis.

Précis d'Algèbre. 10e édition. 1 vol. in-18, cart. 1 fr. 60

Précis d'Arithmétique. 8e éd. 1 vol. in-18, cart. 1 fr. 40

NEVEU (Henri), agrégé de l'Université.

Cours d'Algèbre, à l'usage des classes de Mathématiques. 2e édit. 1 vol. in-8. . . . . 8 fr.

ROUBAUDI, professeur de mathématiques au lycée Buffon.

Cours de Géométrie descriptive. *Deuxième édition, mise au courant des programmes de 1902.*

Fascicule I. *Classe de Première C* et *D.* 1 vol. in-8, avec 136 figures. . . . . 2 fr.

Fascicule II. *Classe de Mathématiques*, 1 vol. in-8, avec 214 figures . . . . 3 fr. 50

(Les 2 fascicules réunis en un seul volume) . . . . 5 fr.

55175. — Imprimerie Lahure, rue de Fleurus, 9, à Paris.

www.ingramcontent.com/pod-product-compliance
Ingram Content Group UK Ltd.
Pitfield, Milton Keynes, MK11 3LW, UK
UKHW021043230726
13926UKWH00004B/1621